张锡纯医学师承学堂

外科讲记 （第二版）

李静 著

中国中医药出版社

·北 京·

图书在版编目（CIP）数据

张锡纯医学师承学堂外科讲记 / 李静著 . —2 版 . —北京：
中国中医药出版社，2021.6
（中医师承学堂）
ISBN 978-7-5132-6288-0

Ⅰ . ①张… Ⅱ . ①李… Ⅲ . ①中医外科学 Ⅳ . ① R26

中国版本图书馆 CIP 数据核字（2020）第 110977 号

中国中医药出版社出版

北京经济技术开发区科创十三街 31 号院二区 8 号楼
邮政编码 100176
传真 010-64405721
三河市同力彩印有限公司印刷
各地新华书店经销

开本 710×1000 1/16 印张 12 字数 173 千字
2021 年 6 月第 2 版 2021 年 6 月第 1 次印刷
书号 ISBN 978 - 7 - 5132 - 6288 - 0

定价 49.00 元
网址 www.cptcm.com

社 长 热 线 010-64405720
购 书 热 线 010-89535836
维 权 打 假 010-64405753

微信服务号 zgzyycbs
微商城网址 https://kdt.im/LIdUGr
官 方 微 博 http://e.weibo.com/cptcm
天猫旗舰店网址 https://zgzyycbs.tmall.com

如有印装质量问题请与本社出版部联系（010-64405510）

丛书再版前言

2007 年 9 月，我的第一本书《名医师承讲记——临床家是怎样炼成的》由中国中医药出版社出版发行。后应出版社刘观涛主任所邀，按中医教科书的模式，用我的思路，用中医传统的四诊八纲辨证论治，再加上我擅长的舌诊，以师生对话的形式还原真实的现场诊治和带教过程，继承、发扬张锡纯先生的中西汇通医学，写成了此"张锡纯医学师承学堂"内、外、妇、儿、皮科系列讲记。

时代不同了，张锡纯先生那个时代衷中参西的一些药物都已经更新换代，而作为现代的中医更要明明白白治病，需要掌握基本的西医知识，夯实中医基础，培养中医思维，才能更好地实现衷中参西。

以中医的病名为例，有的包括几种西医病名，例如"积聚"，包括了西医的多种癌症；有的却只是一个症状表现，例如"呕吐"。这导致现代中医与西医的病名检测结果很难汇通与结合，大众也对很多中医病名不能明白和接受。比如西医的脑血管意外，中医叫"中风"；高血压，中医叫"眩晕"，但很多患者会说"我不晕啊，我就是血压高"；糖尿病西医学分 1

型和 2 型，中医叫"消渴"，可能患者会说"我不渴，我就是血糖高"；再比如乙肝，中医叫"胁痛"，而患者会说"我胁不痛，我就是乙肝'大三阳'"。

因此，我用多年来研习张锡纯先生《医学衷中参西录》的理念，结合西医学的检测辨病，尝试用这套讲记与现代中医教科书汇通，与西医学病名、检测方法汇通，实亦为继承发扬张先生衷中参西、中西汇通之志也。

此系列书发行以来，我收到许多中医同行读者的反馈，表示原来读张锡纯先生的书有很多不甚明了之处，读完我写的内、外、妇、儿、皮科系列讲记，再去读张锡纯先生的书便豁然开朗。也有不少读者为了治病四处辗转求医，甚至买了许多中医书自学，最终用这套书中的理法方药治好自己和家人的病，从而慨然改习中医。前来求学拜师者众，有许多读者因购不到我写的这套书而遗憾，更有在某旧书网上高价购买者。而我本人却诚惶诚恐，总觉自己才疏学浅，难以表达张锡纯医学之万一。现得中国中医药出版社刘观涛主任及其团队所邀，将此系列书修订后再版，本人不胜感激！

李　静

2021 年 5 月 1 日于深圳

一版自序

　　本书将张锡纯先生《医学衷中参西录》中诸方论运用于外科，如治女科方中之"消乳汤""理冲汤""理中丸"方论，治气血瘀滞肢体疼痛方中之"活络效灵丹"方论等及医方编、药物编、医论、医话、医案编诸方论。将其按照现代中医外科学体系，予以新的分类，以中为主，衷中参西，即西医辨病、中医辨病与辨证相结合，西医辨病名与中医辨病名融会贯通。

　　师承者，师承张锡纯先生衷中参西之意也。故本书于每病之辨证论治中皆将张锡纯先生之方论要点列入其中。《医学衷中参西录》中有通治之方、通治之论，读者宜领会之。于无字句处读书，触类旁通是也！

　　讲记者，讲述自己学习运用、领悟发挥先生之临床经验也。故每病分为以下几个方面来论述：

　　一、"衷中参西概说"，参用西医学病名与相关检测，即衷中参西，张先生之宏愿也。意将西医学辨病与中医辨病、辨证融会贯通之。

　　二、"病因病机择要"，中医教科书上之病因病机甚为详备，故择要论述之。

　　三、"辨证论治"，讲述师承运用张锡纯先生衷中参西之心得体会，力求切中要点。

四、"临证要点"，讲述一病有一病之主方，一方有一方之主药，抓主证、首选方、简便方、单方、验方，衷中参西，衡而通之之要点。

五、"释疑解难"与案例辨析。疑者，是指病情比较复杂，阴阳表里交错，寒热虚实混淆，以致真假莫辨。难者，除辨证方面的扑朔迷离之外，还有一部分是目前尚缺乏理想的治疗方法。通过案例辨析，每病证则多问几个为什么，力求"全面还原"诊断的过程、细节、思考！乃至于犹疑、失误、反复！

一家之言，谬误之处在所难免，敬请高明指出。希望对师承学习中医、读用《医学衷中参西录》者有所帮助。

中医是怎样炼成的？中医原来是这样炼成的！即：不断学习，不断探索，不断进步！

李　静

2010 年 4 月于深圳

目　录

总　论   001

  第一节　中医外科学概说   001

  第二节　中医外科疾病命名   004

  第三节　外科疾病的病因病机   009

第一章　疮疡   035

  第一节　疖   035

  第二节　疔   044

  第三节　痈   051

  第四节　发   057

  第五节　有头疽   063

  第六节　无头疽   069

  第七节　流注   073

  第八节　发颐   076

  第九节　丹毒   083

  第十节　走黄与内陷   086

  第十一节　瘰疬   091

  第十二节　流痰   099

第二章　乳房疾病   104

  第一节　乳痈   104

第二节　乳发　　　　　　　109

第三节　乳痨　　　　　　　114

第四节　乳核　　　　　　　119

第五节　乳癖　　　　　　　122

第六节　乳疬　　　　　　　128

第七节　乳漏　　　　　　　129

第八节　乳衄　　　　　　　130

第三章　瘿　　　　　　　134

第一节　气瘿　　　　　　　134

第二节　肉瘿　　　　　　　137

第三节　瘿痈　　　　　　　140

第四节　石瘿　　　　　　　142

第四章　瘤　　　　　　　146

第一节　气瘤　　　　　　　146

第二节　血瘤　　　　　　　148

第三节　筋瘤　　　　　　　150

第四节　肉瘤　　　　　　　152

第五节　脂瘤　　　　　　　156

第六节　骨瘤　　　　　　　158

第五章　岩　　　　　　　163

第一节　舌菌　　　　　　　163

第二节　茧唇　　　　　　　167

第三节　失荣　　　　　　　170

第四节　乳岩　　　　　　　174

第五节　肾岩　　　　　　　177

总 论

第一节　中医外科学概说

中医外科学是中医学的一门重要临床学科，内容丰富。在历史上，跌打损伤、金刃刀伤、眼耳鼻喉口腔等病曾属于外科范围，张锡纯先生时代尚属如此，故《医学衷中参西录》中有跌打损伤、金刃刀伤、眼耳鼻喉口腔等病的治法方论。由于医学的发展，分工越来越细，以上各病都先后发展分化成了相关专科。

《医学衷中参西录》书中原文

学医功夫，须先明人身之生理。全身之肢体、脏腑、经络皆生理攸关也，是卷兼采中西生理之学，更参以哲学家谈生理处，复以己意融会贯通之。生理既明，而养生之理寓其中矣；养生之理既明，而治病之理寓其中矣。

中医之理原多包括西医之理，如《内经》所论诸厥证，所谓血之与气并走于上及血菀于上为薄厥、肝当治不治为煎厥，即西人所谓脑充血也。中医谓肺朝百脉，《难经》谓肺为五脏六腑之所终始，即西人所谓血脉管及回血管之循环也。然古人语意浑涵，且未经剖解实验，言之终不能确凿。及观西人之说，则古书所云者，无事诠解皆能了然也。又中医治病恒深究病之由来，是治病之本也；西医治病只治其局部，是治病之标也。若遇危急之证及难治之证，正不妨以西药治其标，以中药治其本，则见效必速。故凡西药之性近和平，确知其性质者，不妨与中药一时并用。而未知其性质者，虑其与中药有所妨碍，正不妨中间隔数点钟而先后用之也。

盖西人虽讲实验，然能验人身之血，不能验人身之气，故西人有治贫血之药，无治贫气之药。夫人之身中气血并重，而气尤为生命之根本，较血更为紧要。西人因无治贫气之药，是以一遇气分虚陷之证，即束手无策，此固西医之大缺陷也。且不独治内伤有然也，外科原为西人之所长，至疮疡非重用补气之药不愈者，西人亦恒对之束手。

李静讲记

此论即张锡纯先生中医整体观念之具体论证也。西医学于检验辨病方面确有其长，然而其理论无气化之论。气是看不见的故只能验出贫血，不能验出贫气，即气虚之说是西医不能明白的道理。而中医之学说人身气血甚为重要，有气行则血行、气滞则血滞、气虚则无力托毒外出之说。张先生论治外科不可偏于温补之论甚得外科精要，论古之医者如林屋山人治阴疮创用阳和汤，方中且以熟地黄为君，熟地黄性偏凉，是顾护其阴也。因黄芪一药偏温，每注意用凉药如知母、天花粉以监制之，恐只用黄芪是偏于温补，而用黄芪、天花粉各一两，并详论黄芪煎服则力增，天花粉煎服则力减之理。用丹参为补而不滞，乳香、没药、甘草化腐解毒，赞助黄芪以成生肌之功。况甘草与芍药并用，甘苦化合味同人参，能双补气血，则生肌之功愈速也。

如此论之，是以用药治病与病机息息相符，方可令体内平衡也。而西医之于外科则割剖缝补是其长，然亦为其短也。何者？割剖缝补必伤气耗血也。气血耗伤则气血瘀滞，久用抗生素亦可令气血瘀滞，何者？血得寒则凝，得温则行，诸抗生素皆属寒性是也。此即现代人之病多气滞血瘀之理也。既明此理，当用疏通气血法，则衡通法论颇为适合。

中医外科学有着悠久的历史，几千年来经历了起源、形成、发展、成熟等不同阶段。中医学浩博源长，其籍汗牛充栋。现在中医药院校之教材，内容丰富多彩，但多为论述之文，且篇长幅广，使读者难以诵记，每致初学者望文兴叹，多有合卷茫然之感。如何能纲举目张，与捷径于后人，真正做到如张锡纯先生所说，三年皆能行道救人？

如果真能做到如张锡纯先生之论教方法，学生一边自学，一边跟师，在临证时于不明之处，得老师讲解，则较易融会贯通，即易懂易记也。明白老师为何用此方此药治此证之理，明白中医从整体观念出发，辨证论治之精髓。明白中医、西医不同之处，明白西医之长与中医之长。明白中西医结合，衷中参西之要领。明白于无字句处读书，触类旁通之理。明白教科书只能授人以常法，不能授人以变、不能授人以巧之理。明白若能跟师学习是既可意会，又可言传身教之理，久之则自能临证也。此理即在于人之所病，病疾多，而医之所病病道少也。

教科书中论证分型、辨证论治颇为详备，然现代人病情之变异已成，即人体的内在因素因用药、生存环境而有所改变，中医所接诊多为西医久治不效或屡用、久用西药，甚至有各类药物依赖者，屡见此类患者，一日不服药则毫无气力，甚则连吃饭都没力气。道理何在？是西医之理论只看到病之局部，不能顾及人是一个整体是也！

如何应用中医辨证论治之法，使其适应现代人之气血瘀滞为主之病变，当为现代中医之任也！张锡纯先生于数十年前即提出诸逐瘀汤可统治百病，并创十全育真汤、理冲汤、活络效灵丹、消乳汤、内托生肌散诸方，以治男女脏腑与气血经络瘀滞诸内、外科病证，指出西医只能验出贫血不能验出贫气，指出西医外科割剖缝补是对症处理，而中医则为内治外治共用之法。因此，如何寻找更好的途径改变这种状况，无疑是医学研究之方向！

《医学衷中参西录》非外科专著，然其理论可师可法。如消乳汤治一切红肿疮疡为消法，治疮科方论之消瘰丸为消痰软坚散结法，治气血瘀滞肢体疼痛方之活络效灵丹为消、散之法寓解毒化瘀法中，"内托生肌散"论为托法寓补法之中，治阴虚劳热方中之十全育真汤论为外科用补法寓滋补化瘀于一法中，亦即兼备之方也。十全育真汤方中用黄芪以补气，用人参以培元气之根本；用知母以滋阴，用山药、玄参以壮真阴之渊源；用三棱、莪术以消瘀血，用丹参化瘀血之渣滓；龙骨、牡蛎取其收涩之性，能助黄芪以固元气，其凉润之性又能助知母以滋真阴，其开通之性，又能助三棱、莪术以消融瘀血。至于疗肺虚之咳逆、肾虚之喘促，山药最良。治多梦之纷纭、虚汗之淋漓，龙骨、牡蛎尤胜。此十味组方，能补助人身之真阴阳、真气血、真精神，为外科疮疡需用补法之良方。治外科走黄与内陷需读张先生治阴虚劳热方之既济汤、来复汤，师其法而不泥其方药，师其意而触类旁通可也。

第二节　中医外科疾病命名

随着时代的步伐，科学在发展，医学在进步，特别是各类科学仪器、技术和方法大量进入医学领域并应用于临床，迫使中医经常面对经有关医学检测而得到的异常结果，即诊断报告。衷中参西之长处就是立足于中医之本，掌握西医学之科学检测知识。这些科学检测是现代科技的进步，虽为西医所倡用，但并非是西医之专利，西医能用之，中医亦当能用之。

尤其有许多众所周知的疾病是西医不能包罗的，众多患者求诊于中医，渴望中医能为其解除病痛，此乃我辈医者之任也。这也意味着中医在临床诊治有关病证时须致力于改善和消除相应的医学检测的异常结果，否则在患者眼中等于病没有治愈。相应的医学检测的异常结果，即是中医找出体内偏差之依据。西医不能检测出来的，即气化功能性疾病，如气虚、气滞、气郁、气陷、气闭、气结、气散、气脱等，此即中西医不同之处。中医论气之病则可致诸般病生也。外感六邪为风、寒、暑、湿、燥、火，内伤七情为喜、怒、忧、思、悲、恐、惊，皆为无形，因此西医均不能检测验出。中医所论之风，与西医所论之神经相似，然又不尽相同。中医所论之邪相当于西医所论之细菌、病毒等，又有西医不能检测出的外感邪气与诸气化功能性疾病，此亦中医之长处也。

如银屑病、白癜风、湿疹，西医辨病可，然不能辨出病因，故没有特效药物，即不能验出病因，只能对症治疗，则不如中医之辨证论治，找出偏差，偏差即是病因，此实亦中医之长处也。又比如中医之瘾疹，西医谓之过敏性荨麻疹，具体为何过敏？西医则需花费时间与金钱，所得之结果可想而知，所用之治法众所周知，不外扑尔敏等。早年一直有息斯敏，现在说息斯敏有毒副作用，而又改用开瑞坦，然而有毒副作用之息斯敏还是应用了许多年，其实还是换汤不换药，服之则效，停之则发，典型的对症处理，治标不治本是也。又如银屑病，曾见不少的医生，先用维生素、抗生素不效，后用激素，服之即效，停药则病增重。此即西医之短，其依靠检验数据来立论，因不能检出病因，故只能对症处理，此即现代人用西医之三大素，即维生素、抗生素、激素之越来越广泛，而导致人体气血紊乱，气滞血瘀诸病证越来越多之原因。此类病若在初得之时，用西医理论辨病未尝不可，然西医明知其用三大素不能根治其本，仍有用抗肿瘤药物如"白血宁"类药来治者，岂不知如此论治则为饮鸩止渴也！而更可恨的是有的医生一边用"白血宁"类药以耗其精血，一边用激素以揠苗助长，令病者一服即效，久之则成痼疾也！屡见银屑病患者久服激素导致面大如斗、腹大如瓮的，一日不服激素则吃饭的力气也没有，成为废人。有服"白血宁"类药则银屑病症状消，但性欲全无，又需服壮阳药物来维持性生活的患者，久之气血俱衰，回天无力，岂不令人痛心！医者之初衷也并非令其常服，然病家认为小药片即有此速效，自作主张长期服用者大有人在，难道只是患者的素质低，不明药理吗？难道与医者不讲述药物有效之理与毒副作用没有关系吗？

中医学具有博大精深的理论体系和极为丰富的实践经验。与西医学相比，各有所长是现实，西医有西医的长处，也有它的短处。中医之特长是整体观念与辨证论治。学习和研究好中医的基本特点，应该以历史唯物主义的态度，从临床实际出发。对前人的经验和理论给予正确的评价，并在实践中不断检验、创新，修正和发展原有的理论，取其精华发扬光大之。师承张锡纯衷中参西之论治观点，可以令中医、中西医结合得到发展，所以衷中参西之论将超越纯中医、纯西医。此即博采众长，衷中参西之长处，也是现代中医的必由之路！

因此，现代中医治疗各种病证必须面对西医检测的有关异常结果，如何治疗西医检测异常结果之病证，且多为西医屡治不效的或效果欠佳的，或病情复杂，西医对症治疗已见明显毒副反应的。采用中医之长，或采用中西结合之长，即张锡纯先生衷中参西之意也。西医临证要辨病，而中医则要既辨病又辨证，即从整体出发，辨证论治。既可用西医的检测与临证辨病，也可用西药治其标、中医治其本的方法，认真探索研究诸如此类病证的中医辨证论治规律，此方为医学之进步，现代中医之方向！到底什么病用中医治疗效果更好？中医能够治疗的疾病非常多，几乎涉及所有领域，不过，中医有明显优势的主要集中在以下方面：

功能性疾病，有如头晕目眩、疲倦无力、心悸、失眠、健忘、无名发热等症状，但经西医化验、透视、摄片却无法诊断的毛病，现代美其名曰"亚健康"，而且形成了一个新兴的病种，顾名思义即病情现在还未致器质性病变，是数据达不到指标，故屡有人心脏病突发来不及救治，很多肿瘤查出时已多属晚期即是此理，此即古人所云之"疮怕无名"也。而用中医之衡通法找出偏差纠而正之并非难事，实亦上工治未病之意也。此即中医辨证论治，防患于未然之长处也。

病毒感染性疾病，如流行性感冒、慢性病毒性肝炎、艾滋病等，大多数用抗生素没多大效果，实则是古人所云"病怕有名"也。而中医由于是从整体观念出发，辨证施治，疗效肯定，毒副作用小，显示出了独特的优势。实践证明，用衡通法与疏通气血之法可令病毒宜散宜出，即中医之"开门逐盗"，给病邪找出路是也。相比来说西医之杀灭病毒只是直接作用于病毒，其不论病毒何以得入体内，所谓抗病毒药物直接针对病毒，而将人体气化功能置之于不顾，杀灭病毒的同时，人体抵抗力也随之下降，而导致免疫功能减弱，病情复发，故所谓抗病毒药物的应用只是"闭门逐寇"也！何者？体质不能改变，邪不得出，病因未能得除是也。而中医之论点，气通血顺，病毒何以遁形？故中医有"气通血顺，何患之有"之说也。

妇科疾病，包括月经不调、不孕症及经前期综合征、更年期综合征、外科乳房疾病等。对这类病，西医往往采用激素疗法，不仅有副作用且容易复发，而中医治疗采用扶脾、固肾、疏通气血等方法，疗效独特，可起到西医辨病与中医辨证、诊治互补的作用。如再能将疏通气血之衡通法运用得宜，则为气通血顺，何患之有？

慢性病和老年疾病的防治和康复，如慢性消化道疾病、慢性呼吸道疾病、中风后遗症、冠心病、高脂血症、糖尿病、耳聋眼花、皮肤瘙痒症、疱疹病毒性病等，而此类慢性病更为久病必有瘀之具体体现，瘀为何形成？何能恢复平衡？可通之、可补益之，然补之可令其通法更效且不伤正，为治二治三之法，实亦衡而通之之法也。目前，很多重大疾病，西医尚未找到特效药物或方法，如艾滋病、癌症、戒断综合征等。这些疾病大都原因不明、病变复杂，此也即"病怕有名"也。中医采取整体动态的综合辨证论治方法，思路可供借鉴，从本质而言这也是中医药优势之一。中医治疗肿瘤是从整体提高人体的综合抗病能力与机能恢复能力，减少病痛，提高生活质量，延长存活期，减少放疗、化疗的副作用，并可增强其疗效。

中药的副作用比化学药物小，因为中医的起源和发展与人类寻找食物的过程密切相关，所以有"药食同源"一说。

还有精神疾病、皮肤病，西医查不出病因，只能用精神、神经来解释，故只能用对症处理之法。而中医可辨出其为风邪为患，且有内风、外风之分，还有风寒、风湿、风热、风痰、风燥、风火、风毒之说，且有诸风可致气血瘀滞之辨。因而可用相应的治法，是为治病必求其本。外科、皮肤科病更是如此，诸多外科病、皮肤科病可为内在因素所致，中医之外在因素即外邪致病与内病表现在外之论点，内外之邪可导致体内失衡之论点，有诸内必形诸于外之论点甚为可贵。故中医有学习外科需先学习内科之说，中医内科医生未必能尽治外科病证，而外科医生却可尽治内科病证即是此理。纵观历代中医外科名家，无一不是内治高手即是此理。一个人的精力有限，名医名家各有所长也是事实，然能明中医精髓者方能有所成就，方能成为大家，是为必然之理也！

西医于外科炎症疾病用抗生素治疗是其长，然有的疮疡此起彼伏，反复发作，久之产生耐药性而需换用另一种抗生素，久用之导致人体内气血瘀滞、功能减弱、抵抗力下降也是事实。手术开刀将病之坚积与不可逆转之脏器切之，将人的生命延续未尝不是好事，然而动辄将脏器切除是否有太过之嫌？曾见有病癌症者，先切肾，后切胆，大量化疗，不久腹腔癌症扩散，全身脏器衰败，仍然死于癌细胞之扩散者为何？病因未能切除是也！探讨研究何病该用手术切除，何病该用中医治本，当为西医学之急需，则中西结合为必然之路也！

上工治未病，此中医理念与西医理念之不同。这些疾病用中医的气血津液学说、经络学说、病因病机学说，找出偏差纠而正之之衡通法是为简捷扼要，行之有效之法也。

现代中医药院校如能将中西医结合付诸实施，让明此中精髓之中医、西医真正结合在一起，用医西学检测手段辨病，然后用中医之整体观念辨证论治，标本同治，中西法共用，该用西医法时用西医法，该用中医法时用中医法。用西医法治标，中医法治本，是为医学之进步，中华医学之方向，中西医结合之最佳，我中华医学方能立足于世界医林，此亦张锡纯先生之愿也！

第三节　外科疾病的病因病机

一、致病因素

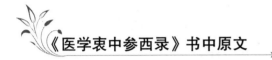

《医学衷中参西录》书中原文

驳方书贵阳抑阴论

尝思一阴一阳，互为之根，天地之气化也。人禀天地之气化以生，即人身各具一小天地，其气化何独不然。是以人之全身，阴阳互相维系，上焦之阳藏于心中血，中焦之阳涵于胃液，下焦之阳存于肾水，凡心血、胃液、肾水皆阴也。充类言之，凡全身津液脂膏脉腺存在之处，即元阳留蓄之处。阳无阴则飞越，阴无阳则凝滞。阳盛于阴则热，阴盛于阳则冷。由斯知阴阳偏盛则人病，阴阳平均则人安，阴阳相维则人生，阴阳相离则人死。彼为贵阳抑阴之论者，竟谓阳一分未尽则人不死，阴一分未尽则人不仙，斯何异梦中说梦也。然此则论未病之时，阴阳关于人身之紧要，原无轩轾也。若论已病，又恒阳常有余，阴常不足（朱丹溪曾有此论）。

医者当调其阴阳，使之归于和平，或滋阴以化阳，或泻阳以保阴，其宜如此治者，又恒居十之八九。倘日不然，试即诸病征之。

病有内伤外感之殊，而外感实居三分之二。今先以外感言之，伤寒、温病、疫病皆外感也，而伤寒中于阴经，宜用热药者，百中无二三也；温病则纯乎温热，已无他议；疫病虽间有寒疫，亦百中之一二也。他如或疟，或疹，或瘀证，或霍乱，亦皆热者居多，而暑之病更无论矣。

试再以内伤言之。内伤之病，虚劳者居其半，而劳字从火，其人大抵皆阴虚阳盛，究之亦非真阳盛，乃阴独虚致阳偏盛耳。他如或吐衄，或淋痢，或肺病、喉病、眼疾，或黄疸，或水病、肿胀、二便不利，或嗽，或喘，或各种疮毒，以上诸证，已为内伤之大凡，而阳盛阴虚者实为十之八九也。世之业医者，能无于临证之际，以急急保其真阴为先务乎？即其病真属阳虚，当用补阳之药者，亦宜少佐以滋阴之品；盖上焦阴分不虚而后可受参、芪，下焦阴分不虚而后可受桂、附也。

李静讲记

张锡纯先生此"驳方书贵阳抑阴论"，强调人身阴阳平衡至为重要之理。人体如果阴阳偏盛则病，阴阳平均则安。阳盛于阴则热，阴盛于阳则冷。阴阳相维则人生，阴阳相离则人死。张先生在书中指出人身阴阳平衡之重要。书中论及有人主张阳气之重要是一偏之见，认为阴阳平衡才是对的，阴阳应该是同等重要的。现在仍有人只重视人身之阳气，认为阳虚患者多，阴虚者少，更有大言一生未遇阴虚之人者，实则是一叶障目，极偏之见也。张锡纯先生早已驳斥此论。

张先生论阴阳，认为内伤病也是阴虚者多，阳虚者少。阳胜者是因阴虚而致体内阳偏胜。阴若不虚，阳则不至于偏胜也。如内伤病之吐衄，或淋痢，或肺病、喉病、眼疾，或黄疸，或水病、肿胀、二便不利，或嗽，或喘，或各种疮毒，以上诸症，已为内伤之大概，而阳盛阴虚者实为十之八九也。《内经》有"诸痛痒疮，皆属于火"之论，提醒医家在临证之际，时刻注意保护人之阴液。其火属实者，即当采用刘河间论火之论，清其火则存其阴是也。其非实火者，即是阴虚之火，即当用朱丹溪之长，即滋阴清火法。张先生论阴虚可谓详且精，医者宜细细领会。他主张即使其病真属阳虚，当用补阳之药者，亦宜少佐以滋阴之品；令人之上焦阴分不虚而后可受参、芪之温阳之药，下焦阴分不虚而后可受桂、附也。即是说随时注意人体之阴阳平衡，至关重要。

读张锡纯先生《医学衷中参西录》一书，须明先生每病论治首重病因病机，每用西医理论与中医理论汇通，论治亦采用西药，而仍以中医药为主，故名衷中参西。因此，掌握病因病机的概念以及病因病机学说的特点，掌握六淫、疠气的概念和共同致病特点，六淫各自的致病特点以及主要病理表现，掌握七情的概念、七情与内脏精气的关系、七情内伤的致病特点，掌握饮食失宜、劳逸失度致病的规律和特点，掌握痰饮、瘀血和结石的基本概念、形成原因和致病特点，了解外伤、诸虫、药邪、医过和先天因素的致病概况是有必要的。

二、发病机理

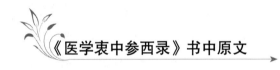

《医学衷中参西录》书中原文

学医功夫，须先明人身之生理。全身之肢体、脏腑、经络皆生理攸关也，是卷兼采中西生理之学，更参以哲学家谈生理处，复以己意融会贯通之。生理既明，而养生之理寓其中矣；养生之理既明，而治病之理寓其中矣。

李静讲记

中医有"疮怕无名，病怕有名"之说。"疮怕无名"是说如外科病之疮疡类，实则包括现在之肿瘤，查不出来即确诊不了才是可怕的；"病怕有名"是指病已确诊了，有名的病如肿瘤、牛皮癣、白癜风，这类有名的病虽然确诊了，但现在仍没有特效的方法和特效的药物来治疗，因为有名的病都是难治的病。

三、外科诊法

衷中参西者，用西医学检测手段辨病，用中医四诊辨病辨证，先议病，后议治，即辨证论治。病属阳，而用清热解毒法可；辨证属阴一味清热解毒不可，外科疮疡尚有半阴半阳证则更需辨之，故中医有消、托、补之法。病在表者，消之散之。病在里者，清之托之。病属热者可用清热解毒，抗生素类相同，然只可暂用，因其不能疏通气血，故只能用为治标。病属寒者，温之通之，抗生素则不可多用重用，因血得寒则凝是也。凡可攻者，便为实证。不可攻者，便为虚证。病有表里俱病者、半阴半阳者、寒热错杂者、虚实夹杂者，则需辨病辨证方可论治。凡功能性病，气血瘀滞诸证，即非西医检验辨病所能胜任的。病因热者，清之即可衡。病因风者，消散之即可衡。病因寒者温之，因湿者祛之，因痰者化之，因燥者润之，因瘀者通之，因滞者疏之，因虚者补之，因瘀滞难出者散之托之，此类皆为常法。找出偏差，纠正偏差，通而衡之为衡通法，是为变通法也。而通中有补，补中有通，攻补兼施，多攻少补，少攻多补，先攻后补，先补后攻，或兼数法于一方，皆为令之衡，是为巧法也。古人云：气通血顺，何患之有？

传统中医辨证论治必须与西医辨病论治融会贯通，方为现代中医之方向！要求中医治疗西医检测辨病的结果听起来显得过于苛刻，有失公允，实则不然。因为现代中医必须面对西医检测的异常结果，即西医辨病。只有通过西医辨病，中医辨证论治，才能解决西医检测诊断的疾病，才能证明中医的存在，中医才能得以生存和发展。

随着时代的发展，现代人的疾病谱与 50 年前乃至 20 年前发生了很大的变化，而且很多疾病的发生大多呈现年轻化和病情轻型化之趋势，加上某些疾病早期诊断率明显提高。中医接诊的病证中又有许多是经西医确诊但治疗效果欠佳，或病情复杂乃至出现明显毒副反应者。这些患者往往持有西医检测辨病诊断的异常结果。如甲亢患者经西医用他巴唑治疗而引起白细胞严重减少，形成每天服一片他巴唑则甲状腺功能亢进减，服半片则功能亢进增的结果。糖尿病患者服用降糖药则血糖降，停用则升。高血压患者也是如此，服药则降，停药则升，终不免脑充血以致脑血管意外之结局。痛风患者、类风湿患者无不如此。肿瘤癌症、白血病手术、放疗、化疗的费用又是何等惊人！对于艾滋病现代人谈之色变，过敏性鼻炎、过敏性哮喘、过敏性皮肤病患者久服抗过敏药，服药则效、停药则发作是不争的事实。病毒性病如尖锐湿疣西医用激光手术，抗病毒药如干扰素注射治疗多次复发，支原体尿道炎、前列腺炎反复发作，患者久用抗生素导致耐药，前列腺增生患者以前用手术，现在用气化手术，其效果与副作用往往是对等的。中医对这类患者岂能推辞不治？

我每用中药制剂川参通注射液与抗生素组合，采用前列腺局部注射疗法效果甚佳，结合西医前列腺液细菌培养与药物敏感试验往往一次见效。此即典型的中西医结合方法。接诊西医辨病确诊的病证时，则需明了西医诊断结果正常与否，经过治疗后还需进一步检测以验证疗效。现代中医衷中参西，以中医为主，中西结合是对患者有利，于医学是进步，我们何乐而不为呢？张锡纯先生早在数十年前即主张衷中参西，立足中医之本，中西结合，然而大家仍认为张先生是中医，中西结合第一代先驱者，一代名医。张先生未竟之志，乃我辈中医之任也！因此，认真研究探索西医辨病、中医辨证论治规律，逐一弄清疾病的病因、病机，力争总结出安全、可靠、无毒、高效的治疗方法与方药，无疑是现代中医应该做的，也是师承中医教育的最好路径。

张锡纯先生论现代人之病，不论外感、内伤，阴虚者多，阳虚者少，我亦有同感。此与现代气候及生存环境应当不无关系。阴阳是互根的，也是可以互相转化的，此即物极必反之理，亦即重阳则阴、重阴则阳之理。临证见到不少病证，初病为寒证，寒者，阳虚也。随着时间的推移与体内的各种变化，患者表现为热的征象，此即寒能化火之说也。当然，反过来说，曾见有的患者本是阴虚火旺，然而久之变为阳虚的也是同样道理。

四、外科治法

（一）消法

《医学衷中参西录》书中原文

消乳汤

治结乳肿疼或成乳痈新起者，一服即消。若已作脓，服之亦可消肿止疼，俾其速溃。并治一切红肿疮疡。

知母八钱，连翘四钱，金银花三钱，穿山甲二钱（炒捣），栝蒌五钱（切丝），丹参四钱，生明乳香四钱，生明没药四钱。

消瘰丸

治瘰疬

牡蛎十两，生黄芪四两，三棱二两，莪术二两，朱血竭一两，生明乳香一两，生明没药一两，龙胆草二两，玄参三两，浙贝母二两。

上药十味，共为细末，蜜丸桐子大。每服三钱，用海带五钱，洗净切丝，煎汤送下，日再服。

瘰疬之证，多在少年妇女，日久不愈，可令信水不调，甚或有因之成劳瘵者。其证系肝胆之火上升，与痰涎凝结而成。初起多在少阳部位，或项侧，或缺盆，久则渐入阳明部位。一颗垒然高起者为瘰，数颗历历不断者为疬。身体强壮者甚易调治。

此方重用牡蛎、海带，以消痰软坚，为治瘰疬之主药，恐脾胃弱者，久服有碍，故用黄芪、三棱、莪术以开胃健脾（三药并用能开胃健脾，十全育真汤下曾详言之），使脾胃强壮，自能运化药力，以达病所。且此证之根在于肝胆，而三棱、莪术善理肝胆之郁。此证之成，坚如铁石、三棱、莪术善开至坚之结。又佐以血竭、乳香、没药，以通气活血，使气血毫无滞碍，瘰疬自易消散也。而犹恐少阳之火炽盛，加胆草直入肝胆以泻之，玄参、贝母清肃肺金以镇之。且贝母之性，善于疗郁结利痰涎，兼主恶疮。玄参之性，《名医别录》谓其散颈下核，《开宝本草》谓其主鼠瘘，二药皆善消瘰疬可知。血竭，色赤味辣。色赤故入血分，味辣故入气分，其通气活血之效，实较乳香、没药为尤捷。诸家本草，未尝言其辣，且有言其但入血分者，皆未细心实验也。然此药伪者甚多，必未研时微带紫黑，若血干之色。研之红如鸡血，且以置热水中则溶化，须臾复凝结水底成块者，乃为真血竭。

李静讲记

消法是指运用不同的治疗方法和方药，使初起的肿疡得以消散，是一切肿疡初起的治法总则。此法适用于没有成脓的肿疡初期。具体应用时，必须针对病情，运用不同的治疗方法。如有表邪者解表，里实者通里，热毒蕴结者清热解毒，寒邪凝结者温通，痰凝者祛痰，湿阻者理湿，气滞者行气，血瘀者和营化瘀等。此外，还应结合患者的体质强弱、肿疡所属经络部位等辨证施治，适当加以不同的药物，则未成脓者可以内消，即使不能消散，也可移深居浅，转重为轻。若疮形已成，则不可用内消之法，以免毒散不收，气血受损，脓毒内蓄，侵蚀好肉，甚至腐烂筋骨，反使溃后难敛，不易速愈。

衡通活血消风汤

当归、川芎、桃仁、红花、赤芍、柴胡、川牛膝、枳壳、桔梗、炙甘草、炮山甲、三七粉（药汁送服下）各10克，蝉蜕10克，白鲜皮30克，黄芩10克，大黄6克，生地黄、白蒺藜各30克。

此方治外科之疮疡，以及鼻炎、咽炎、眼病，皮肤病之牛皮癣、白癜风、脱发、湿疹，风湿热病之气血瘀滞偏风重者，或风热、风湿、风燥诸证。凡舌红紫苔白腻，辨证属风重之证皆可用之。风属无形，而风湿、风热、风燥亦属无形，但其证如现风湿热燥型证候且病程久者，均可选用。祛风先行血，血行风自灭。衡通汤方可疏通气血，蝉蜕、白鲜皮、黄芩、大黄、白蒺藜可疏风散热祛湿润燥。祛风者，蝉蜕为主药，生地黄可养血润燥，白蒺藜可消风润燥。白鲜皮可治风湿热，风湿热得消则燥得润，诸药同用气血风热得通散则瘀燥自愈。如病久风燥重者，全蝎、蜈蚣、乌梢蛇等消风定风类药尚可加入。读用张锡纯先生书多年，每喜用张先生擅用之药，用单方治病，用验方组方。治过敏性荨麻疹、过敏性鼻炎，舌红苔薄者，辨证当属风热风燥，每用蝉蜕一味研粉，每服 3～6 克，日两三次，每收佳效，可谓药简效宏。若舌红紫苔白腻滑者则辨证属风湿热燥，每用白鲜皮、黄芩、大黄组方制散，每服 6～10 克，日两三次，名为消风散。治过敏性鼻炎、过敏性荨麻疹、湿疹、牛皮癣、银屑病、脱发等病屡治屡验。

曾用消风散治朋友樊茂荣之牛皮癣得愈，后又诉患过敏性鼻炎多年，仍令其服此三味消风散二月治愈。樊茂荣笑问曰："我牛皮癣你用此方，我过敏性鼻炎你仍用此药，能行吗？"笑答曰："你之牛皮癣属皮肤病，然病因是风湿热致血燥生风。而你之过敏性鼻炎仍属风湿热燥而致鼻窍堵塞不通，故仍需用疏散风湿热之方，故此方仍为对证之方。有是证，所以用此方。"曾用此三味消风散治一王姓女乙肝大三阳，每服散剂 6 克，日 3 次，伍以六神丸，服至三月，大三阳得以转阴。此即对证之药即是良方，不论是乙肝，还是鼻炎，还是过敏性荨麻疹、牛皮癣，辨证舌红紫苔白腻滑，属风湿热燥者即可用之，要点在舌苔之滑而不润不燥，是为偏风重之证，用之可收风湿热得消散之功效。衡通消风汤则为衡通汤疏通气血与消风散清热祛湿之药共用之，其效更速是也。用此方治上述诸证，用之得当即效，用治脱发、白癜风、湿疹等偏风湿热燥者皆效。

衡通消斑汤

当归、川芎、桃仁、红花、赤芍、柴胡、川牛膝、枳壳、桔梗、炙

甘草、炮山甲、三七粉（药汁送服下）各10克，生地黄、桑叶、桑葚子、天冬、山萸肉各30克。

现代女性面部色斑病较为多见，且多为久治未愈者。黄褐斑之形成，多为肝郁，肝之气滞血虚而致风燥型者较为多见。此汤名为消斑汤，方用衡通汤疏通气血，加重生地黄养其血，桑叶、桑葚子、天冬、山萸肉润燥息风，一般服月余可愈。病久瘀滞甚者可多服。舌红尖有红斑者可加羚羊角、白茅根。急躁易怒者加连翘，舌淡苔薄白滑者属风重，可加全蝎、蜈蚣。舌淡苔白润滑者为偏寒之风，可加桂枝、白附子、白蒺藜。

面部色斑多属肝病，心肾不交亦为多见。中青年女性为多，且求治迫切。此证是内病形于外之故，只用外治为扬汤止沸也！肝属木，其性刚。此病多因肝气郁滞，血不能上荣于面而致。有因血分有郁热者，有因血热致燥者，有因血虚生风者，有因气滞血瘀而致血不荣华者。衡通消斑汤以疏通气血为大法，此证不论是因热、气郁、气滞、血瘀、血虚，诸因皆可致燥是也。

临证当首辨其因，向病家讲明其病因。告知其病是在肝，但并非是肝炎。肝喜润恶燥，燥则肝血不能上荣于面，则斑成也。衡通消斑汤平衡气血阴阳，气血阴阳调，则风燥自息，病自愈也。病之初者，血热者多，多表现为舌红、苔黄或白薄而燥，常用桑叶一味研末服之即愈，是病初未至气血瘀滞也。舌红紫、舌尖有红斑点、苔白腻者，为肝气郁滞夹湿热，衡通消风汤可愈之。舌紫苔薄脉弦者，为气血瘀滞风燥，此证最多，病程多久，愈之缓也，一般需月余方能愈之。至于舌淡暗、中有裂纹、脉弦涩者，则为气血瘀滞、气血两虚致风燥之证，愈之更缓，根治更需双补气血法与衡通消斑汤共用，假以时日方可愈之。

曾有不少此类患者，服之月余斑消，停药年余又发，又服又消，后又复发。故遇此类证，每向病家讲明此中道理，气血不虚者，因热者清其热则斑可消。气血瘀滞致燥生斑者，疏通气血润其燥则斑亦易消。唯气血两虚致瘀而风燥者，则非短期所能改变，因虚致瘀令燥生风之体，即是外因致斑易治，内因致斑难消。内因致斑之体不虚者易治，内因致斑体虚者难消难愈是也。

读张先生书久之，则明张先生论人之阴虚者多之理，更明现代人阴虚且瘀者为多之理，治病时需时时注意顾护其阴，化其瘀，用药时需时时注意不致伤阴耗气伤精。白芷为香燥药，可耗损阴液是也。故我临证每注意之，于此类香燥药极少用之，是因现代人多偏阴虚内燥是也。当然，如辨证为风寒湿之证，白芷、白附子、桂枝，皂角刺、蜂房、全蝎、蜈蚣类，如衡通定风汤，每用之即效。此即有是证用是药之理也。衡通消斑汤是论其常，用此类风燥药治之是论其变。只会用一招一法一方一药治病者，是守株待兔之辈也。

衡通清毒汤

当归、川芎、桃仁、红花、赤芍、柴胡、川牛膝、枳壳、桔梗、炙甘草、生地黄、炮山甲、三七粉（药汁送服下）各10克，金银花、生石膏、白茅根、滑石、升麻各30克，连翘12克，羚羊角6克。

治内科、外科诸偏风、湿、热毒瘀滞者。

羚羊角治脑膜炎，《经方实验录》曾论之，其价值较高且真品难得。《医学衷中参西录》中亦常用之，且自创一方甘露清毒饮以代之，称其药力不亚于羚羊角，且有时胜于羚羊角。方为白茅根180克（切碎），生石膏45克（轧细），西药阿司匹林片0.5克，前两味煎汤送服阿司匹林。《经方实验录》载恽铁樵治王鹿萍子患脑膜炎，用羚羊角、犀角奏效。先贤何廉臣倡紫草、大青叶代犀角，多有报道水牛角、升麻亦可代之，我在临床上治血分热重常加用紫草、大青叶、水牛角、升麻。验舌质色紫红尖边有红紫瘀斑者每收佳效。

此方即从张先生之甘露清毒饮变通而来。方中羚羊角可用至10克，如无可重用白茅根等药以代之。曾用羚羊角10克，白茅根、芦根各50克，一剂退朋友李经理之女脑炎住院一周不退之高热，故对诸前贤所论羚羊角之功用深信不疑。治郑姓一岁多小儿高热咳嗽，羚羊角用5克，亦是一剂热退咳止。治杨姓男肝脏弥漫性炎症高热，用此衡通清毒汤未用羚羊角，重用白茅根、生石膏、滑石等药一剂热即退，数日即愈。

叶天士论曰："大凡看法，卫之后方言气。营之后，方言血。在卫汗之可也，到气才可清气，入营犹可透热转气，入血就恐耗血动血，直须凉血散血"。毒有多种，细菌是毒，病毒是毒。而中医说四时不正之邪皆可为毒。有肝炎病毒、艾滋病毒、尖锐湿疣病毒、生殖器疱疹病毒，中医之花柳毒淋、无名肿毒也是毒，有的可与西医理论相对应，如梅毒、淋病等，而肿瘤癌症之毒，中医往往分为十种毒结而成。有的是热毒，有的是湿毒，虚极也可致毒结成癌是也。所以有的毒可清之，有的可解之，有的需散之，有的需托之方能出。毒一般多偏湿热，然也有风毒、寒毒、燥毒、温疫之毒、寒疫之毒，还有瘀滞之毒，有传染性的则为疫毒。病属外感寒温风湿热瘀滞之毒，体未虚者可清之，有气血瘀滞日久者则衡通清毒汤清之散之可也。是以羚羊角、白茅根、生石膏之类药为主药。毒之日久者需用解毒之法，或因外感而致内伤需用解毒之法者则用衡通解毒汤，则黄连、黄芩、黄柏、栀子为主药，我加大黄名为五味解毒汤，可增强解毒之药力以治其瘀滞日久之毒。湿热之毒瘀滞日久必有气血瘀滞，而需散毒者则多为湿毒、热毒瘀积，体尚未甚虚者，则炮山甲、皂角刺、三七、鸦胆子为主药。需托毒外出者则为体已虚毒难散出者，则黄芪、炮山甲、皂角刺、大蜈蚣为主药。扫毒法则适用于毒重体不虚者，则炮山甲、皂角刺、生大黄、天花粉为主药。诸治毒之法需加用衡通汤者为有气血瘀滞也。清之散之解之扫之托之，以毒祛则体内平衡是也，此即邪去则正安之理，此数法皆为衡通法是也！

衡通散毒汤

炮山甲 12 克，皂角刺 12 克，三七粉（药汁送服下）10 克，瓜蒌皮 12 克，瓜蒌仁（打碎）18 克，天花粉 18 克，羚羊角 6 克，金银花30 克，白茅根 30 克，蒲公英 30 克。鸦胆子仁 50 粒，装入空心胶囊内，分两次吞服。

此方师张先生之论，用先生擅用之药组方，治肿瘤癌症、鼻窦炎、眼病红肿疼痛、咽喉疼痛、扁桃体炎、乳痈、肺痈、肝痈、肝炎、胆囊炎、盆腔炎、附件炎、前列腺炎、睾丸炎、外科诸疮疡、痔疮、无名肿毒及皮肤科粉刺、痤疮等毒热需清散诸证。读《医学衷中参西录》论鸦胆子治毒热血痢及肠中积热，能防腐生肌，治二便因热下血，治花柳毒淋，其化瘀解毒之力可知也。于无字句处读书，触类旁通，则鸦胆子治毒热瘀结其效可知矣。既能治肠中积热毒瘀，即可治肿瘤癌症之毒热瘀积，即可治痔疮之热毒，面部粉刺偏热毒者亦可治之。因此，凡辨病为炎症者，辨证舌紫红、苔腻，舌脉与辨证属热毒且体不甚虚者，皆可考虑选用鸦胆子，唯其用量需视病与身体之强弱来定。我自患外痔肿痛如鸽蛋大，每天服鸦胆子90粒，一日痛止，三日全消。治一便血患者每天服鸦胆子60粒，一周血止。治一年纪72岁的胃癌病人，食少体弱，则用鸦胆子与三七末服之，每日与服15粒，结合应证汤剂衡通理冲汤，四月病情得以控制，能食能走，鸦胆子则减量，后又停服。此即衰其大半而止之法也。治面部粉刺、痤疮，每日服15～30粒，一周即效，月余可愈。治扁桃体肿大亦是如此，贵在灵活运用也。毒热瘀积体不虚者，鸦胆子用量可稍重，体虚者，用量应轻，体虚甚者应加扶正之药，或用托毒外出法。此即有是证用是法，有是证用是方药也。毒热之轻重，除辨证外，验舌极为重要。凡舌淡或舌光无苔者，或舌淡嫩、舌苔白润滑者，鸦胆子不可用也。舌淡非毒热，舌光无苔乃阴虚之极，用于毒热瘀积为要点。且用量可灵活掌握，方可立于不败之地也！

衡通扫毒汤

当归、川芎、桃仁、红花、赤芍、柴胡、川牛膝、枳壳、桔梗、炙甘草、生地黄、三七粉（药汁送服下）各10克，炮山甲、皂角刺各12克，生大黄10克，天花粉18克。

此方名为衡通扫毒汤，治诸疮痈体未虚者。而扫毒之药如炮山甲、皂角刺、生大黄、天花粉未用如张先生之大剂量者，一则是现代人应用抗生素之故，再则是多已形成慢性瘀毒。体未虚者，疏通气血，扫毒外出，愈之速也，量亦可随体质调整。体若虚者，量应少之，或径用托毒之法可也。衡通扫毒汤可治者为外科疔疮痈疽、无名肿毒、外感寒温瘀积之湿热毒结诸证。扫毒者，扫有形之毒结聚、无形之邪气积聚也。

张先生之大黄扫毒汤为治疗毒疮疡之用，中医谓之"疮疔走黄"，为毒陷入心包，邪毒攻心之外科重症，相当于现代之败血症。现代之败血症为白细胞增高，毒入血液，西医每用抗生素治之。而张先生治此症，用此大黄扫毒汤一剂，往往大便得通，痛减心安，再服一剂痊愈。体弱者大黄可少用之。然现代中医能用此方者少，况现在患疗疮与外科疮痛每需住院治疗。我的老乡朱兴杰之父于腮部长疔走黄，医生谓之败血症，病家惶恐，住院用抗生素，后手术开刀，住院 13 天，花费 13000 多元，而此症如用大黄扫毒汤一剂效，二剂愈也。朱兴杰之婶母患舌菌，医院诊断疑为舌癌要求住院化疗，其无钱住院，求治于我，用鸦胆子胶囊月余愈之。而其父之病则认为西医见效快，中医治外科病见效慢而去住院治疗，实则中医外科内治外治之法如能并用之，如张锡纯先生之水平，一剂收效，二剂愈病，则患者幸甚！中医外科病见效内治名医大家历代有傅青主，著有《大小诸证方论》《青囊秘诀》。王洪绪之《外科证治全生集》，论治是以内治为主，书中方剂仍为众医所采用。明代之陈实功著有《外科正宗》，是内治外治并重。所以我常说欲治外科，必先学习内科，明白人是一个整体，明白脏腑经络，明白外病当是内病表现于外之理，故中医外病内治、内外并治至关重要，此即中医西医不同之处，实则是中医整体观念之长处是也。西医于外科疮疡可用手术，而对体虚不能收口者则束手，中医之双补气血，则可令其愈，此亦中医之长处。张锡纯先生之"内托生肌散"即是此意，既可用于外科，又可用于内科。

衡通解毒汤

当归、川芎、桃仁、红花、赤芍、柴胡、川牛膝、枳壳、桔梗、炙甘草、生地黄、炮山甲、三七粉（药汁送服下）各 10 克，黄连 6 克，黄芩 10 克，黄柏 10 克，栀子 10 克，大黄 3 克。

治肝胆病、胃肠病，外感、内伤、外科疮疡与皮肤病诸证，气血瘀滞与湿热并重之证。凡舌红紫、苔白腻或黄腻而燥，舌尖有红紫斑点高出舌面皆为湿热并重，舌紫者是郁热，病久则多为瘀。用衡通汤疏通气血，五味黄连解毒汤清热祛湿，则毒易解易散，且愈后不易复发。此证在验舌之时，每需注意舌苔底部，舌苔往往掩盖了舌底之舌质，仔细验之，往往发现舌苔底之舌质有裂纹，此即湿热郁久而至肝内燥结，故当急散湿热瘀毒，瘀毒得解，则肝燥自复，舌之裂纹自消。衡通解毒者，通之散之是也。

黄连解毒汤加少量大黄是用大黄之开与通之作用，非用其泻下之功也。瘀滞已久之湿热疫毒，绝非短期所能散者，是以用此缓治法。屡用治乙型肝炎、胆囊炎，湿热瘀久之胃肠炎，外感、内伤、外科疮疡与皮肤病诸湿热毒邪瘀结之证有效。待其舌尖红斑消退，则可减黄连、黄芩、大黄量，时时注意顾护其阴，顾护其胃气，做到苦寒不致伤胃败胃为要！

凡舌光无苔或舌苔薄舌尖有红斑点者，为阴虚瘀火之毒结，用此法动药量需小，静药量需大，养阴清热方可。不可一概清热解毒，以防伤阴耗液为要。若舌尖有红紫斑点高出舌面者，为湿热或气血瘀滞偏热之证，用此方需加清散解热之品方可。舌尖红点者，为气血瘀滞偏热，脉有力为体未虚之瘀热，可加清散瘀热之品，而以羚羊角、白茅根为首选。舌尖红斑、苔白腻者为湿热瘀滞，则滑石、土茯苓又可加入。舌淡、苔白润滑者为偏寒，则桂、附可加入。总以疏通气血平衡阴阳为要点，若体不虚，阴阳不偏，只用衡通汤疏通气血可也，加用诸补益药者，愈之速也！此即张先生理冲汤用参、芪之意也。先生用量轻者，是时代不同，药的质量也不同。先生用野台参，而现之党参则非地道之台党参，故用量需重之。现代商品药之羚羊角，亦不能保证其地道也！故万全之法，是在需用羚羊角时，考虑加用白茅根、生石膏、滑石，或径加用紫草、大青叶、升麻、白茅根方为万全。

一病有一病之主方，一方有一方之主药。清热之品，羚羊角为最佳。犀角虽佳，然价格极昂，故每用他药代之。用白茅根大量可代羚羊角，为张锡纯先生所倡。用紫草、大青叶代犀角是先贤何廉臣所倡，水牛角亦可代之，升麻与水牛角同用代之亦佳。经验是羚羊角清热散郁通络有殊效，且性能解热又非寒凉，故清热之用广，诸证之偏热者皆可用之，此从张先生论羚羊角可以看出。羚羊角清肝热肝风，用治脑炎高热风动可，量可用至 10 克，郁热亦可用至 6 克，清肺热亦然。用于热痹重证可师张先生之法，与西药阿司匹林同用之，治肺热、外感寒温之热亦可。他药可代者，不如羚羊角者多也，白茅根虽也有此功效，然力弱是也。故用量需大，小则不能胜任也。因此，羚羊角之适用要点是肝肺郁热可用，舌红紫偏热之证可用，舌尖有红紫斑点者可用，舌淡紫、苔薄属肝风出现脑部症状亦可用。而犀角之用则需舌红紫，舌尖有红紫斑点，辨证属热入营血者方可用之，用代用之品亦是如此。

至于可代之品，穿山甲可用皂角刺代之，量可至 30 克或更多，多用于扁桃体炎、鼻炎、咽炎、头痛身痛如三叉神经痛、坐骨神经痛、疮痛、骨刺或癥瘕积聚即肿瘤癌症需消散者。皂角刺亦有散结之功，故亦可代穿山甲用于肿瘤癌症需用消散作用之时。我重用皂角刺 50 克为主药，组方治鼻息肉，服至月余息肉消于无形。如与穿山甲同用则每用 12 克可也。临证需注意皂角刺之质量，质量差的往往非角刺，而以枝为多，故需量重之方可。穿山甲也是如此，往往有掺入白矾者。五味子有南北之分，辽五味力强，南五味则力弱。细辛亦然，辽细辛力强，马细辛力弱。全蝎有的蝎肚内注入面粉，有的浸入大量食盐，用量均需考虑在内。往往有应效而不效时，即应考虑药的质量是否地道。土鳖虫也有质量等次之分，地龙亦然。蝉蜕、露蜂房用时需注意泥土，僵蚕需注意品种，而且需炒后用，处方要写清楚。我曾治患者处以炒僵蚕，而药房给生的，服后出现过敏反应。白花蛇更需注意，天麻亦然，往往有假冒伪劣产品。生鸡内金，很简单的药，然而许多患者说药房没有，只有炒的。而生鸡内金、生山药，生、炒功用不同，白术亦然，张锡纯先生书中论之甚详。处方对，用药不效，医之咎？药之咎乎？

衡通湿毒汤

当归、川芎、桃仁、红花、赤芍、柴胡、川牛膝、枳壳、桔梗、炙甘草、生地黄、炮山甲、三七粉（药汁送服下）各 10 克，滑石、土茯苓、白花蛇舌草各 30 克，虎杖、贯众各 20 克。

此方治内伤肝病、外科疮疡、皮肤诸病之偏湿证，方用衡通汤疏通气血，滑石、土茯苓、白花蛇舌草、虎杖、贯众为祛湿佳品，祛湿且又清热，与疏通气血之药同用则湿毒易祛。凡舌红紫、苔厚腻者为湿，黄腻为湿热并重，此方皆可治之。若舌尖有红紫斑点者则为湿热瘀结，则非此方所能胜任，需加用芩、连等解热毒方可。同为治湿热，滑石则治暑之湿热偏于气分者，黄连治湿热之气血两燔者。滑石治湿热有表散与清利之功，而味淡不致伤胃，故用量需重之。黄连味苦，用量重则有败胃之嫌。然舌尖有红斑点之湿热瘀结如口疮、胃肠炎，胆热上扰之口苦失眠，则黄连为首选之药。土茯苓、白花蛇舌草、虎杖、贯众等药常用于湿热偏重之肝炎，皮肤病如牛皮癣、湿疹等。读张先生论滑石，则需明白滑石可代六味丸中之茯苓、泽泻且胜于茯苓、泽泻。其味淡故小儿燥热腹泻、咳嗽可与车前子合用，性平效佳，通利湿热而不伤阴，此滑石与黄连治湿热之区别，要点在于辨舌之有无红斑，来辨其湿热在气分与血分，对证选用之。

（二）托法

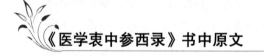

《医学衷中参西录》书中原文

内托生肌散

治瘰疬疮疡破后，气血亏损不能化脓生肌。或其疮数年不愈，外边疮口甚小，里边溃烂甚大，且有串至他处不能敷药者。

生黄芪四两，甘草二两，生明乳香一两半，生明没药一两半，生杭芍二两，天花粉三两，丹参一两半。

上七味共为细末，开水送服三钱，日三次。若将散剂变作汤剂，须先将花粉改用四两八钱，一剂分作八次煎服，较散剂生肌尤速。

从来治外科者，于疮疡破后不能化脓生肌者，不用八珍即用十全大补。不知此等药若遇阳分素虚之人服之犹可，若非阳分素虚或兼有虚热者，连服数剂有不满闷烦热，饮食顿减者乎？夫人之后天，赖水谷以生气血，赖气血以生肌肉，此自然之理也。而治疮疡者，欲使肌肉速生，先令饮食顿减，斯犹欲树之茂而先戕其根也。虽疮家阴证，亦可用辛热之品，然林屋山人阳和汤，为治阴证第一妙方，而重用熟地一两以大滋真阴，则热药自无偏胜之患，故用其方者，连服数十剂而无弊也。如此方重用黄芪，补气分以生肌肉，有丹参以开通之，则补而不滞，有花粉、芍药以凉润之，则补而不热，又有乳香、没药、甘草化腐解毒，赞助黄芪以成生肌之功。况甘草与芍药并用，甘苦化合味同人参，能双补气血，则生肌之功愈速也。至变散剂为汤剂，花粉必加重者，诚以黄芪煎之则热力增，花粉煎之则凉力减，故必加重而其凉热之力始能平均相济也。至黄芪必用生者，因生用则补中有宣通之力，若炙之则一于温补，固于疮家不宜也。

李静讲记

衡通托毒汤

当归、川芎、桃仁、红花、赤芍、柴胡、川牛膝、枳壳、桔梗、炙甘草、生地黄、三七粉（药汁送服下）各10克，黄芪30克，炮山甲、皂角刺各12克，天花粉18克，大蜈蚣3条。

治肿瘤癌症、内外疮疡诸瘀毒需托之外出者。此方从张锡纯先生治疮科方之"内托生肌散"而来。方用衡通汤疏通气血，用黄芪30克，炮山甲、皂角刺各12克，天花粉18克，大蜈蚣3条，以托毒外出。外科疮疡有阴阳、半阴半阳之分。阳疮者，真人活命饮、五味消毒汤、四妙勇安汤治之可也。阴疮者，阳和汤可也。半阴半阳者需托毒外出，或因气血两虚则十全大补汤加托毒外出之药可也。气血瘀滞毒不得外出者，此方可也。此方且能托瘀滞之毒、风热之毒、风燥之毒、风湿之毒、风寒之毒外出，以气血得通毒易外出是也。

方中三七、蜈蚣为托毒外出之主药。天花粉可治湿热之毒，皂角刺、黄芪治风寒风燥之毒，体虚极则人参可加入，寒则桂、附可加入。衡通托毒汤用于气血瘀滞、体未虚甚者。疏通气血、托毒外出则病易愈。气虚加参、芪、山萸肉、生山药之类，阴虚加生地黄、沙参、麦冬之类，阳虚加桂、附之类，总以与病机息息相符为要，以恢复体内平衡为要。曾用此法治学生周进友姐姐之脑梗死晕厥，十剂效，二十剂愈。初服药每日吐出瘀血一口，鼻腔淌出浊涕许多，此皆衡通托毒外出之功也！气虚者加益气之药可托毒外出，偏寒者加桂、附可托毒外出，贵在灵活运用也！周进友之表嫂久不孕育，医院诊为宫颈肥大，连续医治未果，视其舌淡暗，苔白滑，脉弦硬。辨证属于气血瘀滞风湿痰结，处以衡通托毒汤，因其偏于风痰夹瘀，加桂枝、附子各12克，嘱服一月，后服至半月余即停经怀孕。则此托毒汤，非只能托热毒也。风毒、湿毒、燥毒及诸瘀滞之毒皆可托之外出是也。

衡通定风汤

当归、川芎、桃仁、红花、赤芍、柴胡、川牛膝、枳壳、桔梗、炙甘草、生地黄、炮山甲、三七粉（药汁送服下）各10克，炒僵蚕10克，全蝎10克，大蜈蚣3条。证偏热加蝉蜕、地龙各10克，羚羊角丝6克。

衡通定风汤，顾名思义，是用于顽固之风也。顽固之风证，有头风，即神经性头痛、三叉神经痛、过敏性鼻炎。过敏性荨麻疹，即中医之瘾疹。坐骨神经痛，即中医痹证之痛痹。神经性耳鸣，即中医之脑鸣。过敏性哮喘、支气管痉挛、癫痫、眩晕、中风偏瘫等，中医辨证即属风证也。而风湿性关节炎、类风湿关节炎、痛风、颈椎病、腰椎病、皮肤诸病之牛皮癣、银屑病、白癜风、湿疹、黄褐斑、粉刺、脱发、鱼鳞病、鹅掌风等，无不与风有关而又顽固。此类顽症之风，非草木之药所能消散，必用虫类药方可，故用此衡通汤合虫类药组方为定风汤。此方用于气血瘀滞因风而燥者，若舌红紫偏热者，重用蝉蜕，再加地龙。

肺癌、胃癌、食道癌、乳腺癌、乳腺增生、前列腺肥大、妇科囊肿、子宫肌瘤、宫颈肥大、外科疮疡属风证者，壁虎、蜂房可加用之。

风为百病之长，故西医辨病之神经类者，中医辨证多属风证。西医之说神经者，看不见、摸不着，有形之征可查出，无形之风查不出，中医则属气血俱虚、气滞血瘀生风也。因虚致风证者，补益气血之静药重用，疏通定风类之动药少用即可。因瘀致风者，疏通气血消散定风可也。偏于热者，清热活血风即定。因于燥者，滋阴润燥方可定风。诸有形之结聚者，疏风散结方可定风。如黄褐斑、皮肤瘙痒症，属肝虚生风者，则山萸肉当为主药。如肿瘤、牛皮癣，属有形之风者，全蝎、蜈蚣、壁虎为主药。无形之风偏热者，如过敏性荨麻疹，则一味蝉蜕为主药，重者蛇蜕为主药。无形之风偏于寒者，则乌梢蛇为主药。有形之风表现在皮肤者，如牛皮癣、白疕，偏热者，炒僵蚕、蜂房为主药；偏寒者，乌梢蛇、全蝎为主药。有形之风证轻者，如慢性咽喉炎、肥厚性鼻炎、油风、面游风，则炒僵蚕、穿山甲为主药；有形之风证重者，比如牛皮癣即神经性皮炎、白疕即银屑病，则蜂房、全蝎、乌梢蛇、白花蛇为主药。无形之风证在经络之轻者，如风瘙痒，地龙、蜂房为主药，重者蛇蜕、乌梢蛇加用之。偏热之风证之无形者，则羚羊角、蝉蜕为主药；偏寒之风证无形者，则全蝎、蜈蚣为主药。有形之风如肿瘤、癌症则蛇蜕、壁虎为主药。定风者，消之散之风即定，此虫类药辨证用药之要点也！

衡通止痛汤

当归、川芎、桃仁、红花、赤芍、柴胡、川牛膝、枳壳、桔梗、生地、乳香、没药、三七粉（药汁送服下）各10克，炮山甲、皂角刺各12克，生白芍、炙甘草、山萸肉各30克。

此方为衡通汤加乳、没各10克，白芍、山萸肉各30克而成。师张先生活络效灵丹之意，用衡通汤加乳、没疏通气血，芍药、甘草、山萸肉缓急止痛。治气血凝滞、疬癖癥瘕、心腹疼痛、腿疼臂疼、内外疮痃，一切脏腑积聚、经络湮瘀，即现代之肿瘤癌症，内科、外科、五官科、男科、妇科诸般气血瘀滞而致疼痛者。证偏热者加羚羊角、金银花、白茅根、连翘；偏寒加桂枝、附片、鹿角胶；偏湿加滑石、土茯苓。气虚加人参、黄芪，血虚加阿胶。肿瘤癌症及癥瘕瘀积者则虫类药全蝎、蜈蚣、壁虎、蛇蜕、生水蛭等皆可酌情加用。

张锡纯先生之"活络效灵丹"治心腹疼痛、内外疮疡，无论因寒、热、气郁、血郁皆效，随证施治，辨证加药也。衡通法论实则是从精读《医学衷中参西录》与诸前贤名著论述中，悟出人是一个整体，中医之精髓是整体出发，辨证论治。衡通止痛汤是治诸般气血瘀结而疼痛之方，是气血瘀结失去平衡通散之以求衡之法，气血瘀结可散，则疼痛自止。瘀结散则需通之，故又曰通则不痛，痛则不通。

衡通汤、散为疏通气血之主方，凡久病、慢性病多为气血瘀滞，故需疏通气血，气血得通，则瘀滞自散。衡通汤治久病之瘀，瘀则体内失衡。衡通汤为血府逐瘀汤加味，方中有四物汤之理血，四逆散之理气，桔梗之升提，川牛膝之下引之力，是为疏通气血之佳方。再加无处不到之炮山甲，化瘀血之三七，方名衡通汤者，即以通求衡之法也。虚者加人参12克、黄芪12克、山药、山萸肉各30克则为衡通益气汤。屡用衡通汤治慢性病症之气血瘀滞证，其效亦佳。究其原理亦为纠正体内偏差。在血府逐瘀汤基础上加穿山甲、三七，疏通气血，其药性当为平和，不寒不热，活血化瘀力量更为增强。穿山甲内通脏腑，外通经络，无处不至。凡内外诸证加用之则其效更速。三七性平，化瘀血，止血妄行，可托毒外出，并治瘀血所致之疼痛有殊效。治脏腑疮毒、腹中血积癥瘕，可代《金匮要略》下瘀血汤，且较下瘀血汤更稳妥也。张锡纯先生甚赞之，在临证亦擅用之。凡需疏通气血之病均可选用，临证视病情加减变通而已。故遇复杂病证，首先想到用兼备法。用兼备法，便首先想到衡法，想到衡法，便想到血府逐瘀汤。想到血府逐瘀汤，则联想到张锡纯先生论王清任之诸逐瘀汤分消瘀血统治百病之论。岳美中老师论此汤升降有常，血自下行之说，颜德馨老前辈说活血化瘀为衡法。

衡通法用治慢性久病为首用之法。高血压者，服之即降。低血压者，服之即升。道理何在？贵在加减运用也！心跳缓者，服之可加速，心跳速者，服之可减缓。何故？疏通气血，气血阴阳得衡故也。其偏热者服之可将热疏散，其偏寒者服之亦可将寒疏散。因气血瘀滞致虚者，服之气血得通则虚自缓和。因虚致瘀者加人参、黄芪、山萸肉、生山药则虚得补，又可推动疏通气血药流通之，此立于不败之地之法，贵在灵活运用也！衡通汤方药属动药，因瘀致虚者，动药量宜轻，补益之参、芪、山萸肉、山药属静药须重用之。体未虚者动药即衡通汤、散原方可也。然衡通汤或散服后不外为三种反应：一是服后平平，即病情无改变；二是服后效果明显，症状明显好转；三是服后有异常反应，有的会疼痛加重，有的会更加乏力，有的服后会有瞑眩反应，即如喝醉酒样的，如痴如醉的头晕现象。第一种反应，服后平平者，当是病重药轻之故，当在原方基础上或加重药量，或再辨证加针对病证之主攻药物，其效方速。第二种反应虽有效不更方之说，然也需视其主要病证的改变而做相应的调整。再者需辨其病情的好转程度，来确定病情何时能愈，告知患者何时为病因祛除，不可见效则停药，以免复发，前功尽弃。第三种反应，是药力的作用，病邪与药力相争，瞑眩反应是药力发挥得淋漓尽致的表现，即药与病旗鼓相当，坚持服下去，病情自然会缓解。我常于慢性病气血瘀滞需用衡通汤或散时，预先告知病家，如服药后有反应是正常现象，不必担心，是药与病在搏斗，若是药战胜病，病情即会缓解，如一有反应即停药，则病何能愈？有的患者服后头晕如酒醉，有的大便增多，此均为药力对证，药力在发挥作用之表现，此即古人所说"药弗瞑眩，厥疾弗瘳？"唯预先告知患者，不致服药后有反应而惧怕则为最好。

（三）补法

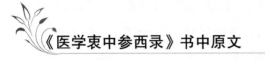

《医学衷中参西录》书中原文

十全育真汤

治虚劳，脉弦数细微，肌肤甲错，形体羸瘦，饮食不壮筋力。可自汗，或咳逆，或喘促，或寒热不时，或多梦纷纭，精气不固。

野台参四钱，生黄芪四钱，生山药四钱，知母四钱，玄参四钱，生龙骨（捣细）四钱，生牡蛎（捣细）四钱，丹参二钱，三棱钱半，莪术钱半。

气分虚甚者，去三棱、莪术，加生鸡内金三钱。喘者，倍山药，加牛蒡子三钱。汗多者以白术易黄芪，倍龙骨、牡蛎，加山萸肉、生白芍各六钱。若其汗过多，服药仍不止者，可但用龙骨、牡蛎、萸肉各一两煎服，不过两剂其汗即止。汗止后再服原方。若先冷后热而汗出者，其脉更微弱不起，多系胸中大气下陷，细阅拙拟升陷汤后跋语，自知治法。

仲景治劳瘵，有大黄䗪虫丸，有百劳丸，皆多用破血之药。诚以人身经络，皆有血融贯其间，内通脏腑，外溉周身，血一停滞，气化即不能健运，劳瘵恒因之而成。是故劳瘵者肌肤甲错，血不华色，即日食珍馐服参苓，而分毫不能长肌肉、壮筋力。或转消瘦支离，日甚一日，诚以血瘀经络阻塞其气化也。玉田王清任著《医林改错》一书，立活血逐瘀诸汤，按上中下部位，分消瘀血，统治百病，谓瘀血去而诸病自愈。其立言不无偏处，然其大旨则确有主见，是以用其方者，亦多效验。今愚因治劳瘵，故拟十全育真汤，于补药剂中，加三棱、莪术以通活气血，窃师仲景之大黄䗪虫丸、百劳丸之意也。且仲景于《金匮》列虚劳一门，特以血痹虚劳四字标为提纲。益知虚劳者必血痹，而血痹之甚，又未有不虚劳者。并知治虚劳必先治血痹，治血痹亦即所以治虚劳也。

李静讲记

衡通润燥消风汤

当归、川芎、桃仁、红花、赤芍、柴胡、川牛膝、枳壳、桔梗、炙甘草、炮山甲、三七粉（药汁送服下）、蝉蜕、炒僵蚕、全蝎各10克，生地黄、乌梢蛇、大胡麻各30克。

此方主治牛皮癣之久病偏血虚风燥者。润燥主药为生地黄、大胡麻，消风主药为蝉蜕、炒僵蚕、全蝎。衡通润燥消风者，疏通气血，润其燥则风易消，燥解风消则衡是也。

牛皮癣、银屑病初者，多为血热风燥型、血虚风燥型、阴虚液涸风燥型，此方为治气滞血瘀风燥型之主方。衡通汤疏通气血为动药，润燥消风之药为静药，故生地黄、胡麻用量重。津液得复则气血宜通，气血通则得润，风易消是也。不论牛皮癣、银屑病，还是过敏性荨麻疹，辨证属内燥或外燥均可用此为主方。舌红紫、苔薄白而燥者用此方可，舌红紫舌尖有红紫斑则为偏热，加用清热消风之品，则黄芩、白鲜皮可也。舌苔白腻厚者为偏湿，加滑石、土茯苓可也。舌淡苔白润滑属风寒湿，加桂枝、附子可也。因热致燥者舌红苔薄，清其热则风消燥愈。因寒致燥者，减蝉蜕，重乌梢蛇、大胡麻可也。因瘀致燥者疏通气血则燥自愈。阴虚内燥者滋其阴通其气血则风消燥愈。因热致燥者其脉多弦数，因虚致燥者脉多弱而无力，因寒致燥者脉多紧或弦迟，因阴虚致燥者脉多弦细，因瘀致燥者脉多弦涩而滞。因热致燥者清其热，疏通其气血，则愈之速。因寒致燥者，祛其寒，疏通其气血，润其燥愈之也速。因虚致燥者，需滋养其血，益其气，消其风，润其燥，则愈之缓，且虚甚者疏通气血方药用量宜小，滋阴益气之药用量宜大。体不虚而气血瘀滞生风致燥者，疏通气血，润其燥则风消速也。清、温、消、补诸法灵活运用，则诸法皆属衡而通之之法也！

衡通散结汤

当归、川芎、桃仁、红花、赤芍、柴胡、川牛膝、枳壳、桔梗、炙甘草、生地黄、三七粉（药汁送服下）各10克，炮山甲12克，皂角刺12克，全蝎10克，生鸡内金18克，蜈蚣3条，蛇蜕6克，生水蛭10克。虚加人参、黄芪，寒加桂枝、附子。

治脏腑癥瘕、积聚，经络气血瘀滞诸证。

结者，瘀结也！然有有形之结与无形之结。此方治有形之结与无形之结皆可。无形之结，愈之速也。有形之结，脑梗塞、肿瘤癌症也。无形之结之轻者，过敏性鼻炎、神经性耳鸣、过敏性哮喘、过敏性荨麻疹、癫狂痫、头风、诸神经痛是也。癥瘕、积聚为有形之结，轻者为慢性咽炎、扁桃体炎、鼻炎、鼻窦炎、鼻息肉、淋巴结炎、乳腺增生、前列腺增生、宫颈肥大、卵巢囊肿、子宫肌瘤，重者为心肌梗死、肝硬化、脾大、肿瘤癌症是也。衡通散结汤者，疏通气血与消散结聚之方药组方，虚者加参、芪以助消结之药力，寒加桂、附以温散之。曾治赵夫人之脑癌即是有形之结之重者，愈之也缓。有形之结之轻者治之得法愈之有望，重者治疗得法愈之也难，治疗不得法愈之无望是也！

衡通理阴汤

生山药、桑叶、桑葚、白茅根、生地黄、天冬、麦冬、枸杞、北沙参、白芍、山萸肉各30克，玄参、炙甘草12克，水煎服，辨证有气血瘀滞者加用衡通散，每日2次，每服10克。

此方用大队滋补肝肾之阴药，用于肝肾阴虚内燥之头痛、失眠多梦、心悸、眩晕、乏力、口燥咽干、食少纳呆、自汗、盗汗、便秘、面部色斑、手足心热诸证。现代人此种类型颇多，而西医于此类病症辨病无所适从，故曰"亚健康"状态，实则因阴虚内燥导致体内阴阳失衡也。滋其肝肾之阴，则气血得通，阴阳得衡是也。

衡通回阳汤

当归、川芎、桃仁、红花、赤芍、柴胡、川牛膝、枳壳、桔梗、炙甘草、生地黄、炮山甲、三七粉（药汁送服下）各10克，桂枝、黑附片、人参、生姜各12克，山萸肉60克。

此方即衡通汤加人参、桂枝、附子、生姜而成，适用于气血瘀滞偏寒之阳虚证。

凡舌淡极者为阳虚欲脱，舌淡极、苔白润滑者为虚寒之极，结合舌脉辨证方可。舌淡苔白脉紧为实寒，脉无力者为虚寒。舌淡紫、苔薄白、脉弦涩者为气血瘀滞夹寒。舌淡紫或青紫湿润为寒凝血瘀或阳虚生寒。舌色如皮肤暴露之"青筋"，全无红色，称为青舌，古书形容如水牛之舌。此由于阴寒邪盛，阳气郁而不宣，血液凝而瘀滞，故舌色发青。此舌象主寒凝阳郁，或阳虚寒凝，或内有瘀血。舌面润泽，干湿适中是润苔，表示津液未伤；若水液过多，扪之湿而滑利，甚至伸舌涎流欲滴，为滑苔，多见于阳虚而痰饮水湿内停之证。

此衡通回阳汤是用于常。肿瘤癌症后期，用过大量化疗药物者多为虚极寒极欲脱之证，只可先用急救回阳法回阳，是为变，则参附汤、四逆汤是也。阳回后再用衡通回阳汤治其寒瘀，是为变法。方中用附子、人参、干姜需视病情与体质需要而定。用于急救时附片与生姜可先煎，也可先用山萸肉60～120克急煎以救脱。

衡通温通汤

当归、川芎、桃仁、红花、赤芍、柴胡、川牛膝、枳壳、桔梗、炙甘草、生地黄、炮山甲、三七粉（药汁送服下）各10克，桂枝10克，白芍18克，黑附片12克，生姜12克，皂角刺12克。

此方治气血瘀滞之偏寒需用温通者。用治胸痹、胸闷、风寒头痛、慢性鼻炎、咽炎、扁桃体炎、咳喘、肝胆病胁痛、胃肠病脘腹痛、泄泻、风湿病腰腿痛、肾结石、月经后期、宫颈炎、白带过多及外科经络瘀滞需温通消散诸证。此方用衡通汤疏通气血，寒偏重者附子可重用

总

论

之，疼痛重者白芍可重用之，需温通者桂枝、皂角刺可重用之。

一病有一病之主方，一方有一方之主药。抓主证，选一二味对证之药组方，伍以佐使之药是对的，但不可模式化、格式化，要抓住主要矛盾。中医辨证论治的精髓是四诊、八纲，治病需分阴阳、表里、寒热、虚实，任何一方出现偏差即体内失去了平衡，故需用中医传统之治疗八法，即汗、吐、下、和、清、温、消、补。病在表者汗之，病在上者吐之，病实者可下之。汗、吐、下均不符者可和之。热者清之，寒者温之，停滞者消之，虚者补之。故此诸法均是为了恢复体内平衡。然病情不是模式化的，不可能是一成不变的。有上热下寒的，有寒热夹杂的，有虚中夹实的，有阴阳两虚的。复杂之证，需用复杂之方，则中医治病八法皆为衡通法也。病结石用金钱草是治其常，用温通药同样可化石为变，用温补药化石为巧。病在表当汗之，汗之病即解，则汗法为衡法。病在上需用吐法，吐之病愈为衡法。病实需下之，下之病即解，下法亦为衡通法。病当和之，则和法可令衡。病属偏热则需清之，清之则衡，病寒需温，温之得通亦为衡。停滞者则需消，消之则病愈为衡。病虚当用补法，补之可令气血充，气血充则易通，故补法实亦为补而能通之衡通法也。病虚当补而未补，仍用通散法岂不是犯了虚虚之诫？此理张锡纯先生之"理冲汤"论甚详。

至于外治法，中医外科学教科书甚为详备，我常用之简易法则于各篇所论中阐述。

第一章 疮疡

第一节 疖

师承切要

师承切要者，师承张锡纯先生"疖"论治之精要，以及自己领悟与运用张先生之学说及临床的心得体会，力求切中要点。张先生之《医学衷中参西录》中无"疖"病专篇，然医方编之治女科方"消乳汤"方论，"活络效灵丹"方论，治疮科方论中之"内托生肌散"，药物编中之论三七、鸦胆子、穿山甲、大黄等及医论、医话、医案等论中皆有论及，读者宜细读之，于无字句处读书，触类旁通，用于治疗"疖"病，即西医学之单个毛囊及皮脂腺或汗腺的急性化脓性炎症。

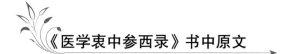

《医学衷中参西录》书中原文

消乳汤

治结乳肿疼或成乳痈新起者，一服即消。若已作脓，服之亦可消肿止疼，俾其速溃。并治一切红肿疮疡。

知母八钱，连翘四钱，金银花三钱，穿山甲（炒捣）二钱，栝蒌

（切丝）五钱，丹参四钱，生明乳香四钱，生明没药四钱。

李静讲记

　　疖病为外科常见病，中医外科学所论数法皆为常法。常见病用常法为首要。知其常方能明其变，知其变方能悟其巧。中医典籍浩如烟海，医者穷一生也不能领悟完备，此与少林武学之七十二绝技不能尽掌握于一人之身相同，故只能择要学习应用之。教科书是中医入门之阶梯，故学者读教科书，是入门必经之路。然只能明其常，而不能明其变，不能明其巧也。明其常，再读他类书方能明其变，此即从无字句处读书，尽信书不如无书亦是此意，触类旁通，博览群书方能明其巧也。中医治病应从整体观念出发，找出偏差，纠而正之。重证或反复发作者必为气血瘀滞夹有毒邪瘀积也，我治疗疮疡每师张锡纯先生用对证之药一二味以攻病之意，现代人气血瘀滞者为多，每需疏通气血，而用衡通法，组方为衡通解毒汤、衡通散毒汤或衡通托毒汤对证选用之。舌红紫、苔白腻属湿热毒瘀，可用衡通散毒汤；舌红、苔薄、舌尖有红紫斑点者，属气血瘀滞夹热毒瘀积，可用衡通解毒汤或衡通清毒汤，体虚者可用衡通托毒汤。毒重者用衡通扫毒汤，此为变法。舌紫苔薄者，为气血瘀滞，可用衡通散或径用一味三七末或一味穿山甲散以散之。毒重体实者加用鸦胆子，气虚者合用衡通益气汤，阴虚者合用衡通滋阴清燥汤。此为巧用简易法也。有是病用是法，有是证用是方，此即张锡纯先生用对证一二味以攻病，再用补药以为之佐使，永立不败之地之法，从现代人之气血瘀滞体质论之，用对证之药一二味以攻病，再用衡通汤或散以疏通气血，虚者佐以补益之品，随证组方，辨证用药，实与武学之无招胜有招异曲同工也！

衡通汤

　　当归、川芎、桃仁、红花、赤芍、柴胡、川牛膝、枳壳、桔梗、炙

甘草、生地黄、炮山甲、三七粉（药汁送服下）各10克。

本方适用于慢性气血瘀滞之病。

久病必有瘀，此即用衡通汤疏通之以求体内平衡之理。屡用衡通汤治慢性病之气血瘀滞证，其效佳。究其原理为纠正体内偏差。在血府逐瘀汤基础上加穿山甲、三七，疏通气血，药性平和，不寒不热，活血化瘀力量增强。我思之此方具有通气化之功能，气滞血瘀是为失衡，然欲使之衡，便当用通，通之则阴阳气血脏腑平衡。多年来我喜用三七、穿山甲。三七有化瘀血之良能，穿山甲作向导有无处不到之异功。故在血府逐瘀汤方上每加三七、穿山甲，屡用屡效。其疏通气血之力更胜，则平衡阴阳气血脏腑之效更速，故名之曰衡通汤。去生地黄制散则为衡通散。虚加山萸肉、生山药、黄芪各30克，人参12克，黄芪30克，则为衡通益气汤。

衡通益气汤

当归、川芎、桃仁、红花、赤芍、柴胡、川牛膝、枳壳、桔梗、炙甘草、生地黄、炮山甲、三七粉（药汁送服下）各10克，生黄芪、生山药、山萸肉各30克，人参12克。

衡通散毒汤

当归、川芎、桃仁、红花、赤芍、柴胡、川牛膝、枳壳、桔梗、炙甘草、生地黄、三七粉（药汁送服下）各10克，炮山甲12克，皂角刺12克，瓜蒌皮12克，瓜蒌仁（打碎）18克，天花粉18克，羚羊角6克，金银花30克，白茅根60克，蒲公英30克，鸦胆子仁50粒（装入空心胶囊内，分两次吞服）。

衡通解毒汤

当归、川芎、桃仁、红花、赤芍、柴胡、川牛膝、枳壳、桔梗、炙甘草、生地黄、炮山甲、三七粉（药汁送服下）各10克，黄连6克，黄芩10克，黄柏10克，栀子10克，大黄6克。

适用于慢性气血瘀滞偏热毒之病证。症见舌淡或淡紫，舌尖边有红紫斑点高出舌面，苔薄白腻，脉弦数或弦滑。

治外感、内伤疮疡与皮肤病之气血瘀滞与湿热并重之证，方用衡通汤疏通气血，黄连解毒汤再加大黄以增强清热解毒之功。凡舌红紫、苔白腻或黄腻而燥，舌尖有红紫斑点高出舌面皆为湿热并重，舌紫为郁热，病久则多为瘀。用衡通汤疏通气血，五味黄连解毒汤清热祛湿，则毒易解易散，且愈后不易复发。

黄连解毒汤加大黄是用大黄之开气与通导作用，非只用其泻下之功也。瘀滞已久之湿热邪毒，绝非短期所能散之者，是以用此缓治法。屡用治肝炎、胆囊炎，湿热瘀久之胃肠炎，外感内伤疮疡与皮肤病诸湿热瘀结之证有效。待其舌尖红斑消退，则可减黄连、黄芩量，时时注意顾护其阴，顾护其胃气，做到苦寒不致伤胃败胃为要！

凡舌光无苔，或舌苔薄舌尖有红斑点者，是为阴虚瘀火之毒结，用此法需动药量小，生地黄等静药量需大，养阴清热法方可。不可一概清热解毒，以防伤阴耗液为要。舌尖有红紫斑点高出舌面，为湿热或气血瘀滞偏热之证，用此方需加清散解热之品方可。舌尖红点者，为气血瘀滞偏热，脉有力为体未虚之瘀热，可加清除瘀热之品，以羚羊角、白茅根为首选。舌尖红斑苔白腻者为湿热瘀滞，则滑石、土茯苓又可加入。舌淡苔白润滑者为偏寒，则桂、附可加入。而总以疏通气血平衡阴阳为要点。若体不虚，阴阳不偏，只用衡通汤疏通气血可也，加用诸补益药者，愈之也速是也！此即张先生理冲汤用参、芪之意也。先生用量轻者，是时代不同，药的质量也不同也。先生之用野台参，而现之党参则非地道之台党参，故用量需重之。而且现代商品药之羚羊角，亦不能保证其地道也！故万全之法，是在需用羚羊角时，亦考虑加用白茅根、生石膏、滑石，或径用紫草、大青叶、升麻、白茅根以代之。

病有一病之主方，一方有一方之主药。清热之品，羚羊角为最佳。犀角虽佳，然价格极昂，故每用他药代之。用大量白茅根、生石膏合用西药阿司匹林可代羚羊角，为张锡纯先生所倡。用紫草、大青叶代犀角是先贤何廉臣所倡。水牛角亦可代之，升麻与水牛角同用代之亦佳。经验是羚羊角清热散郁通络有殊效，且性能解热又非寒凉，故清热之用广，诸证之偏热者皆可用之，此从张先生论羚羊角可以看出。羚羊角清肝热肝风，用治脑炎高热风动量可用至 10 克，郁热亦可用至 6 克，清肺热亦然。用于热痹重证可师张先生之法，与西药阿司匹林片同用，治肺热、外感寒温之热、外科皮肤科之疮疡亦可。他药可代者，不如羚羊角者多也。因其具有流通表散之功，白茅根虽也有此功效，然力弱是也，故用量需大，小则不能胜任也。因此，羚羊角之适用要点是肝肺郁热可用，舌红紫偏热之证可用，舌尖有红紫斑点者可用，舌淡紫苔薄属肝风出现脑部症状亦可用，而犀角则需舌红紫，舌尖有红紫斑点，辨证属热入营血者方可用之，用代用之品亦是如此。

释疑解难

学生李洪波： 疖是常见的外科病，若是体虚反复发作之疖，或屡服抗生素仍复发，或是疖感染严重，老师认为一般应该如何处理呢？

李静： 西医学认为，急性疼痛性毛囊周围炎性结节由葡萄球菌感染所致。本病常发生于健康的青年人，在卫生条件较差的拥挤场所生活的青少年可以群体发病，或者他们中间有与感染毒性较强菌株的患者接触。疖最常发生于颈部、胸部、面部和臀部。当发生在与其下面结构紧密连接处（如鼻、耳或手指），则大多疼痛。初发的结节形成 5 ～ 30mm 直径的脓疱，中心有坏死，坏死组织栓子排出时流出带血脓性分泌物。治疗可行切开引流，单个疖肿可作间断热敷使损害自然穿破引流，鼻部或面中部疖肿和多发性疖的患者必须治疗。现代中医教科书上多用西药抗生素进行全身治疗。通常用青霉素类，如邻氯青霉素 250 ～ 500mg 口服，每日 4 次，或头孢菌素类如头孢氨苄同样剂量口服，对复发性疖肿要连续用 1 ～ 2 个月才有效。

此所以不可取，其意十分明显，不能治病因是也。而连续应用抗生素则非人体所能适应，反而往往导致气血瘀滞，毒瘀体内不得散出。为何？血得寒则凝故也。清热解毒类抗菌消炎药皆属寒凉之类，是以只能治其热毒，不能治其为何瘀积之毒是也。既不能治其根本病因，自然不能治其为何复发也。

治疗复发性疖肿的患者应排除易发因素，包括肥胖、糖尿病、职业性或工业性诱发因子的接触。相应采用中医衡通法，疏通气血，气血得通，则毒易散，毒散则气血畅通，疮疖自不再生。故曰：气通血顺、疮疡何来？而疮疖之产生，即代表体内有瘀滞之毒热也。《内经》云：诸痛痒疮，皆属于心。心者，血之主也。故疖疮实乃血中有毒热瘀积也。西药用抗生素，只是针对疖疮而来，而疖疮何以得长，则非清热解毒抗菌消炎所能统治之。病家每病疮疖，西医则给予抗生素，久之导致体内气血瘀滞，而毒热反不能出，瘀积体内，变生他病。既明此理，当明疖疮虽小恙，然亦为体内失衡，体内失衡则可令百病生。

衡通法、衡通法诸汤可统治百病，即中医整体观念、辨证论治之精髓。现代人之病，用中医之四诊八纲辨证，气血瘀滞者越来越多者何也？西医理论只看到表面现象，未能从整体出发。中医之上工治未病是唯物辩证法的具体体现，其中含有相当多的哲理。今人不去研究它，因此弄不懂其中精髓，反而责之不科学，岂不可悲可叹！

观现代西医西药治疗方法

一般只需局部治疗，有全身症状时可用下列西药：

1. 抗生素 危险三角区的疖和有全身症状的疖及疖病应使用抗生素。

2. 丙种球蛋白 疖病患者应加强全身支持疗法，提高免疫力，肌注丙种球蛋白，全身使用抗菌药物，糖尿病患者治疗糖尿病。

3. 维生素 一般可补充维生素。复合维生素B片，每次2片，口服，每日3次；维生素C片，每次0.2克，口服，每日3次。

虽然西医理论也有局部疗法与整体疗法之分，加强全身支持疗法，提高免疫力，肌注丙种球蛋白，全身使用抗菌药物，但其疗法对气血疏通毫无功效，且屡用抗生素会导致体内气血运化功能紊乱，营养类药支持疗法亦无疏通气血令体内恢复平衡之效也！故现代人越来越多的气血瘀滞诸证，此与现代人服用化学药物与环境污染不无关系，临床每见诸多患者之舌偏紫且边尖有瘀斑即是明征。用中医辨证论治时，只用传统之治疗八法，如寒则温之、热则清之、虚则补之、实则泻之，往往效果不够理想，加用衡通诸法疏通气血其效即显，亦可证明现代人的疾病谱确已转向气血瘀滞兼有所偏导致体内失衡为患也！

案例辨析一：

董姓男，年31岁，反复发作疮疖6年，夏日加重，每发于面部、口唇旁与臀部，近年来唇内亦生疖，是为口疮。屡服抗生素、中成药愈后又发，不断医治，甚为苦恼，导致睡眠多梦，精神萎靡不振。视其舌红紫、苔薄白，舌尖有细小之红斑点，脉弦细，辨证属气血瘀滞夹热。询问其数年来所服之药皆为抗生素类、中成药清热解毒类如牛黄解毒丸、黄连上清丸、三黄片、湿毒清等。服之即效，停药不久即发。

此病久必有瘀，舌尖有细小红斑点即是瘀火。久则导致睡眠多梦纷纭，精神萎靡不振。舌红紫、苔薄白为偏热且燥，致口唇内亦生疮疖，此起彼伏，反复发作。屡服抗生素与清热解毒类中成药是愈耗其阴而体内愈燥，则瘀滞之火反不能散。恶性循环，已达数年之久。思之此证已久服消炎解毒类药，再用有散气耗阴之嫌，用补法固然不可，用托法亦不妥。此为气滞血瘀阴虚内燥瘀结之火，若用活络效灵丹亦为偏通散而无滋养之功，当用滋阴养血益气与疏通气血散瘀滞之火方为对证。因此，当用衡通解毒汤方为对证。方中桃红四物汤养血活血，四逆散疏通气血，桔梗上行于面部，川牛膝引火下行。五味黄连解毒汤解毒合于滋阴养血疏通气血法之中，且量小，不致耗阴损气。方用衡通解毒汤：

当归、川芎、桃仁、红花、赤芍、柴胡、川牛膝、枳壳、桔梗、炙甘草、炮山甲、三七粉（药汁送服下）各10克，生地黄30克，黄连3克，黄芩6克，黄柏6克，栀子6克，大黄3克。

此方服一周有效，服二周疮疖消。后数日因饮酒与食鱼虾又发，病久非短期所能愈，予衡通散：

当归、川芎、桃仁、红花、赤芍、柴胡、川牛膝、枳壳、桔梗、甘草各10克，炮山甲、三七粉各20克，制散日服30克；五味解毒汤制散装0号胶囊内，日服6粒。五味解毒汤即黄连3克、黄芩6克、黄柏6克、栀子6克、大黄3克。

一月后来诊，诉只有一次轻微小疖疮，一两日即消，睡眠多梦亦效，仍服五味解毒汤胶囊每日6粒，服衡通理冲散：

当归、川芎、桃仁、红花、赤芍、柴胡、川牛膝、枳壳、桔梗、甘草各10克，炮山甲、三七粉各20克，生鸡内金40克，研粉，每服10克，日服3次。此方服一个月。

复诊睡眠大好，乏力消失，舌红紫亦退。上方去五味解毒汤方，改服衡通散与理阴散合用则为衡通理阴散：

当归、川芎、桃仁、红花、赤芍、柴胡、川牛膝、枳壳、桔梗、甘草各10克，炮山甲、三七粉各20克，生鸡内金40克，葶苈子20克，研粉，每服10克，日服3次。又服二月方痊愈。

案例辨析二：

杨姓男，年32岁，鼻旁多个小疖年余，口鼻周围显红紫。视其舌红紫、苔薄白燥，舌中裂纹甚重，舌边呈现地图状剥脱，脉弦滞，辨证当属阴虚内燥，内有瘀滞之瘀火，处以理阴散：

生鸡内金10克，葶苈子10克，炮山甲5克，三七5克，制成散，日服30克。服一周即效，鼻旁小疮疖明显收敛。服至一月消之大半，视其舌红紫略淡，上方仍服至二月病大愈。舌中裂纹消，舌紫转淡，后又服一月以巩固之。

学生李洪波：老师常用衡通解毒汤、鸦胆子与三七治此类疮疡病，此案例一用衡通理冲散与五味解毒汤方的方意是什么？例二为何不用衡通解毒汤？此二例为何均未用鸦胆子解毒？例二用理阴散服之即效的道理何在？

李静：鸦胆子与三七法屡用治疖疮病收效。衡通解毒汤法用于治其常，用鸦胆子与三七法治其变，用于毒实体未虚者。用理阴散治例二是用其巧也。例一用衡通理冲散与五味解毒汤方的用意是恐耗其阴，后又去五味解毒汤方，用衡通理阴散亦是此意。方中生鸡内金可滋其阴、化其瘀，葶苈子泄其火，寓滋阴泻火于疏通气血、清热解毒之法中，久服不致耗阴损液是也。例二体非甚虚，但偏于内燥，血分瘀滞之郁火颇重且又阴虚。故不用衡通散之偏于通散，而径用理阴散滋阴泻火即可达通瘀之效。不用衡通方中之柴胡、当归、川芎类再耗其气，恐更伤其阴，致其内燥更甚，则瘀积之火更不易散也。例一用衡通理冲散是其有气滞血瘀之失眠、乏力，用衡通散以疏通气血，例二无此症状，只有阴虚气滞血瘀之火。此二例均未用鸦胆子解毒，均属阴虚内燥之体，其毒皆为瘀滞之虚火，非实火之毒结也。体不虚者，只服鸦胆子与三七是为便法，简便有效是也。其证属阴虚瘀火，而非气血瘀滞可通可散之火。泄其火、滋其阴，稍用炮山甲、三七以增强化瘀通结散毒之功。

学生江植成：老师于疮疖内治主用衡通解毒、散毒法，简易方常用鸦胆子、三七简便有效。外用的简易验方有哪些？

李静：早年在农村行医时，疮疡接触较多，我常用藤黄治外科疮痈是从张先生书中方论悟出，再检阅诸本草书，验之于临床果然有效。《串雅内外编》中之小粉方，方用陈年小粉即小麦面粉炒，凉后研细，再用老陈醋调成药膏备用，简便有效。另一方为用五倍子研细粉，陈醋调成膏，亦极效。此方曾现于小说《李自成》一书中，乃李自成的随军医生尚炯，人称"尚神仙"所习用之方。而我于重症疮疡每用藤黄，酒调敷之极效。《医学衷中参西录》中有误用藤黄治愈牙疳之论述，医者宜细读之，于无字句处读书，触类旁通是也。

第二节　疔

师承切要

　　师承切要者，师承张锡纯先生"疔疮"论治之精要，以及自己领悟与运用张先生之学说及临床的心得体会，力求切中要点。张先生之《医学衷中参西录》中"论治疗宜重用大黄"论、"大黄扫毒汤"方论宜领会之。"大黄扫毒汤"用之得当，可一剂效，二剂愈病。书中治疮科方论中之"内托生肌散"，治气血瘀滞肢体疼痛方中之"活络效灵丹"方论，医论中之"论用药以胜病为主不拘分量之多少""答陈某疑《内经》十二经有名无质"，药物编中之论大黄、穿山甲、三七、鸦胆子、天花粉、乳香、没药及医论医案等论，读者宜细读之，于无字句处读书，读张先生之论尚需明白此方论既可治"疔疮"，触类旁通，即可用张先生之论点指导临床论治诸病疮疡之重症者，将张先生之"大黄扫毒汤"论点用于治疗"疔疮"，有气血瘀滞证则用"衡通扫毒汤"，即西医学之疖、痈、坏疽的一部分，皮肤炭疽及急性淋巴管炎。

《医学衷中参西录》书中原文

论治疗宜重用大黄

　　疮疡以疔毒为最紧要，因其毒发于脏腑，非仅在于经络。其脉多见沉紧。紧者毒也，紧在沉部，其毒在内可知也。至其重者，发于鸠尾穴处，名为半日疔，言半日之间即有关于人性命也。若系此种疔毒，当于未发现之前，其人或心中怔忡，或鸠尾处隐隐作痛，或其处若发炎热，似有漫肿形迹，其脉象见沉紧者，即宜预防鸠尾穴处生疔，而投以大剂解毒清血之品。其大便实者，用大黄杂于解毒药中下之，其疔即可暗消于无形。此等疔毒，若待其发出始为疔治，恒有不及治者矣。至若他处生疔，原不必如此预防，而用他药治之不效者，亦宜重用大黄降下其毒。忆愚少时，见同里患疔者二人，一起于脑后，二日死；一起于手三里穴，三日死。彼时愚已为人疏方治病，而声名未孚于乡里，病家以为年少无阅历，不相延也。后愚堂侄女于口角生疔，疼痛异常，心中忙乱。投以清热解毒药不效，脉象沉紧，大便三日未行。恍悟寒温之证，若脉象沉洪者，可用药下之，以其热在里也。今脉象沉紧，夫紧为有毒（非若伤寒之紧脉为寒也），紧而且沉，其毒在里可知。律以寒温脉之沉洪者可下其热，则疔毒脉之沉紧者当亦可下其毒也，况其大便三日未行乎。

遂为疏方：大黄、天花粉各一两，皂刺四钱，穿山甲、乳香、没药（皆不去油）各三钱，薄荷叶一钱，全蜈蚣三大条。煎服一剂，大便通下，疼减心安。遂去大黄，又服一剂，全愈。方用大黄通其大便，不必其大便多日未行，凡脉象沉紧，其大便不滑泻者，皆可用。若身体弱者，大黄可以斟酌少用。愚用此方救人多矣，因用之屡建奇效，遂名之为大黄扫毒汤。

论用药以胜病为主不拘分量之多少

尝思用药所以除病，所服之药病当之，非人当之也（唯用药不对病者则人当之而有害矣）。乃有所用之药本可除病，而往往服之不效，间有激动其病愈加重者，此无他，药不胜病故也。病足以当其药而绰有余力，药何以能除病乎？至于愚生平用大剂挽回重证之案甚多，其已载于医方篇中，兹不复赘。

答陈某疑《内经》十二经有名无质

天下之妙理寓于迹象之中，实超于迹象之外，彼拘于迹象以索解者，纵于理能窥其妙，实未能穷其极妙也。如九十六号（绍兴星期报）

陈某，因研究剖解之学，人于十二经之起止莫能寻其迹象，遂言《内经》所言十二经无可考据。非无据也，因其理甚玄妙，超于迹象之外，非常识所能索解也。夫《内经》之灵枢，原名《针经》，故欲究十二经之奥妙，非精针灸者不能得其实际。愚于针灸非敢言精，而尝与友人卢某（辽阳人，最精针灸，得之祖传）谈及此事，卢某谓斯可即余针愈疔毒之案以征明之。庚申八月间，族妹左手少阳经关冲穴生疔，至二日疼甚，为刺耳门二穴立愈。关冲为手少阳经之所起，耳门为手少阳经之所止也。又辛酉七月中，族中男孙七岁，在右足太阴经隐白穴生疔，三日肿至膝下，疼甚剧，取右三阴交及公孙二穴刺之，立愈。隐白穴为足太阴经之所起，公孙、三阴交为足太阴经之所历也。设若刺其处仍不愈者，刺太阴经止处之大包穴，亦无不愈矣。又于辛酉八月间，本村田姓妇在手阳明二间穴生疔，肿过手腕，为刺曲池、迎香二穴，当时疼立止，不日即消。二间虽非阳明经起之处，距经起处之商阳穴不过二寸，曲池则经历之处，迎香则经止之处也。又于九月中，学生吴某在手太阴经太渊穴生疔，红肿之线已至侠气穴，木不知疼，恶心呕吐，诊其脉象洪紧，右寸尤甚，知系太阴之毒火所发，为刺本经尺泽、中府及肺俞，患处觉疼，恶心呕吐立止，红线亦立回，半日全愈。太渊距本经起处之少商穴不过三寸强，中府则本经之所起也，尺泽则本经之所历也，肺俞则本经之所注也。由是观之，疔生于经之起处，刺经之止处；生于经之止处，刺经之起处，皆可随手奏效。则经之起处与止处非有一气贯通之妙，何以神效如是哉？

🌸 李静讲记

中医外科学"疔"病一节分述了颜面部疔疮、手部疔疮、烂疔、疫疔的病因病机及其证治。疔疮相当于颜面部、手部的急性化脓性感染及部分特殊感染，是一种发病迅速而危险性较大的疾病。其总的治疗原则是清热解毒，常用五味消毒饮、黄连解毒汤加减。若处理不当，易发走黄或损筋伤骨。

现代中医教科书论述甚详且备，是为常法。张先生此论"治疗宜重用大黄"可谓疗疮治疗之变法，且重用大黄，故又名"大黄扫毒汤"。方中大黄与天花粉各用至一两可谓特识。又用皂角刺四钱，穿山甲、乳香、没药（皆不去油）各三钱，薄荷叶一钱，全蝎蜈蚣三大条，寓托毒汤之意而重用大黄、天花粉。大黄、天花粉重用之，方名即改为大黄扫毒汤，是病重毒重故需扫毒。扫者，横扫之也。解毒者，针对性地有毒则解之是也，故曰清热解毒。散毒者，毒聚其处，故需散之，故比解毒又进一步也。托毒者，体内气血两虚，无力散毒外出，故需助之，以疏通气血及益气之药以助其毒易出易散也。而扫毒者，是毒积聚甚重，急需清扫使之消散之法，而扫毒外出最借重之药当属大黄，故中医于大黄有将军之称，尤其于大便干结者，用大黄走而不守之力，使毒从大便外泄，实为釜底抽薪之法也。

治病如打仗，用方如用将，用药如用兵。清热解毒、散毒、托毒诸法用于病非甚急之时。疗疮每有走黄之虞，即西医学之急性感染败血症，则需用扫毒之法。此从张先生之论用大黄扫毒汤一剂则大便通下，疼减心安，再剂则痊愈可知。慢吗？现代人每认为西医治病快，中医治病慢，试问西医应用抗生素，能有如此速效吗？关键在医生的思路，如能辨病时再加辨证，毒重之时速用扫毒汤法，则邪去正安也。尚请注意张先生有体虚者大黄尚可减量用之之论。于无字句处读书，则可理解为体虚者再加人参、黄芪类，毒热重者重加羚羊角更妙，如此论治用药方为巧法，总以与病机息息相符为要。

临证之时，于辨病之外，须用中医辨证方可。疗的范围很广，包括西医的疖、痈、坏疽的一部分，皮肤炭疽及急性淋巴管炎，故一概以抗生素治之。中医如只辨病即用清热解毒，实则没有西药抗生素来得方便简捷。故须用中医之四诊辨证、八纲论治。衡通法实为中医运用之便捷之法。临证时，西医为炎症，中医不能为炎症一词所束。首先要考虑其炎症从何而来，是外因？还是内因？外因者需辨其有无内在因素，即人体内是否素有瘀滞之热毒，如体内素有积热，复受外感则毒热愈甚。如为内因，则需明辨其毒之轻重。毒之轻者，当无全身症状，用清热解毒法。毒之重者，需用散毒法。至重者，则必有全身症状也。如能结合西医学之检测，则更为准确。血检白细胞增高甚者，则需用扫毒汤法。体虚者大黄减量或再加益气之类药。

舌红紫、苔白腻或黄腻者，为湿热并重，宜清热祛湿，方用衡通解毒汤合湿毒汤。舌红紫、苔白腻垢或舌尖红紫斑点高出舌面者，为毒热瘀极，则需用衡通扫毒汤法。若舌红紫、苔薄光者，为阴虚毒盛极重之证，则需用滋阴清毒法，非重用羚羊角不可。犀角地黄汤法虽可用，然犀角价昂，且又恐其药不真，故每重用白茅根、紫草、大青叶、羚羊角等凉血解毒之药，羚羊角可用至 10 克。若用大黄扫毒法则会更耗其阴，故此阴虚毒重证为重证难治者也。

衡通扫毒汤

大黄、天花粉、金银花各 30 克，皂角刺、炮山甲、乳香、没药（皆不去油）、甘草各 12 克，全蝎蜈蚣三大条。体虚者加党参、黄芪各 30 克。

此方名为衡通扫毒汤，治诸疮痈体未虚者。体未虚者，疏通气血，扫毒外出，愈之速也，量亦可随体质加减。体若虚者，量可少之，或径用托毒之法可也。衡通扫毒汤所治者为外科疮痈、无名肿毒、寒温瘀积之湿热毒结诸证。扫毒者，扫有形之毒结聚，无形之邪气积聚也。张先生之大黄扫毒汤为治疗毒疮疡之用，中医谓之"疮疗走黄"，为毒陷心包、邪毒攻心之外科重症，相当于现代之败血症。现代之败血症为白细胞增高，毒入血液，西医每用抗生素治之。张先生治此症，用大黄扫毒汤一剂，往往大便得通，痛减心安，再服一剂痊愈。体弱者大黄可少用之。此比西医用抗生素效速也，实为中医外科内治外治之法并用，如张锡纯先生之水平，一剂收效，二剂愈病，则患者幸甚！

临证要点

疔疮相当于颜面部、手部的急性化脓性感染及部分特殊感染，是一种发病迅速而危险性较大的疾病。其总的治疗原则是清热解毒、泻火解毒、凉血解毒、祛湿消肿、透脓托毒等。从张先生论中悟出疔疮治疗之大法，故每用衡通法，用衡通解毒汤、衡通散毒汤、衡通扫毒汤、衡通托毒汤等内外并治。

此病重症可用中西结合之法，标本同治，内外并治，愈之必速，力争控制病情为要点。一病有一病之主方，疔疮首选方为衡通扫毒汤，大黄为主药。外用简易方为生鸡蛋、猪胆、藤黄。

释疑解难

《医学衷中参西录》书中案例

奉天韩姓媪，年六十余，臂上生疔毒，外科不善治疗，致令毒火内攻，热痰上壅，填塞胸臆，昏不知人。有东医数人为治，移时不愈，气息益微。延为诊视，知系痰厥。急用硼砂五钱，煮至融化，灌下三分之二，须臾呕出痰涎若干，豁然顿醒。而患处仍肿疼，其疔生于左臂，且左脉较右脉洪紧，知系肝火炽盛，发为肿毒也。遂投以清火解毒之剂，又单将羚羊角二钱煎汤兑服，一剂而愈。

案例辨析：

1982 年夏，我因修理房屋接触石灰，左手中指被割破，不到一日即肿胀疼痛难忍。初起患肢有沉重、包扎过紧感，继则出现"胀裂样"疼痛，整个中指皮肤高度水肿，紧张光亮，状如丹毒，急服红霉素片不效，入夜胀疼更甚。那年我 30 岁，邻居高老伯之疖疔疮痈感染致命一直心有余悸，心中颇为沉重，此证当为疔疮之烂疔也。思之需服张先生之大黄扫毒汤方可，乃急煎服一剂。夫人在旁说："别的患者手指长疔，你除了给人用服药内治的办法外，不是还让人用生鸡蛋套在手指上吗？你的也是手指感染了嘛，不也是疔疮吗？为何不试一下呢？"听后恍悟之，我之症只为局部肿胀，虽因感染外毒而起，然尚未延及于内，局部之单方不妨试之。套入一个鸡蛋，手指如火之胀痛即止，不数分钟，鸡蛋被烫至将熟，手指又胀痛，速又换一个，至半夜，已用去十余个，家中鸡蛋已用完，急于邻居家中借来数枚，不到一小时又用完，时已半夜，邻居家中也无生鸡蛋，只有几个鸭蛋，速取来用之，后又用完，无奈只好用家中香油浸之，香油用完，只好用凉水，不用则痛不可忍。终至天明，又用十余枚鸡蛋方肿消胀痛止，服大黄扫毒汤一剂则愈，至今记忆不忘。生鸡蛋疗疔疮为清代《验方新编》所载，我用此方早，若等到出现全身症状则为时晚矣。病指放入鸡蛋中不一会儿即可令鸡蛋变至将熟，其热毒之甚可知也。以前常治手指疔疮令患者用生鸡蛋套之，感觉不凉则需换，并没有亲身体验手指长疔竟如此厉害，并由此实验出非只鸡蛋可，鸭蛋、鹅蛋也可，香油、猪苦胆亦妙。前人书中屡有患疔治不及时即死的记载，是治之不得法，或治之晚矣。

学生李洪波：读张锡纯先生书之论治疗方论，真的是用药如用兵，且为集中兵力打歼灭战是也。老师领悟先生意，自患手指疔疮感染，服大黄扫毒汤，并用外治法以缓其急，且一晚一直在换药治之，则老师之服大黄扫毒汤是集中兵力打歼灭战，而用外治法不拘次数更为速战速决是也。如不读老师此论，很难想象得到外用治疮有如此不停地换药者，可见老师确实是触类旁通，从张先生论大黄扫毒汤论与论用药以胜病为主不拘分量之多少之论中，悟出内治外治同样需以胜病为主之意也！疔疮溃烂与否老师所用之方皆有特效，以老师的经验，若疔疮之初未溃而红肿痛甚者，外用之最效且简而实用之法是老师所用之生鸡蛋、香油。疔疮与诸疮疡红肿疼痛者还有何简捷实效之法？

李静：此疔疮与诸疮疡红肿疼痛者，还有一方，其出处仍在《医学衷中参西录》中，即"牙疳敷藤黄"文中之藤黄是也。读者当细细领悟，触类旁通，其能治牙疳之重证，即能治疔疮等诸红肿疼痛是也。

第三节 疖

师承切要者，师承张先生"疖"论治之精要，以及自己领悟与运用张先生之学说及临床的心得体会，力求切中要点。张先生之《医学衷中参西录》中无"疖"专篇，然医方编治女科方中之"消乳汤"方论，"活络效灵丹""大黄扫疮汤"方论，治疮科方论中之"内托生肌散"，药物编中之论生石膏、穿山甲、大黄、天花粉、三七、鸦胆子等及医论医案等论中皆有论及，读者宜细读之。现代中医教科书中论之甚详且备，结合张先生论述之要点，于无字句处读书，将书中之"大黄扫疮汤"方论触类旁通之，用于治疗"疖"病，即西医学之单个毛囊及其皮脂腺或汗腺的急性化脓性炎症。

《医学衷中参西录》书中原文

消乳汤（方论略）

石膏解

石膏生用之功效，不但能治病，且善于治疮，且善于解毒。奉天赵某之父，年过六旬，在脐旁生疖，大径三寸，五六日间烦躁异常，自觉屋隘莫容。其脉左关弦硬，右关洪实，知系伏气之热与疮毒俱发也。问其大便数日未行，投以大剂白虎汤加金银花、连翘、龙胆草，煎汤一大碗，徐徐温饮下，连服三剂，烦躁与疮皆愈。

李静讲记

读张锡纯先生之论明白先生创"消乳汤"为治一切红肿疮疡之方，未成脓者，一服即消，成脓者服之可速溃。张先生用生石膏治右关脉洪实之伏气之热与疮毒之理，是为外感所致之热与疮疡俱发之理。当明白张先生所论其人素有积热者复感热则热愈甚之理，需明白用生石膏内服治疮是治外感偏热之阳疮，更需明白生石膏可治外感之热与内伤之热之理，明白其患者烦躁至自觉屋隘莫容则非生石膏重用不可之理。先生书中用生石膏之处颇多，故有张石膏之称。

因此，临证治疮痈之时，需明与西医所称之痈名同病不同之理。西医之痈是由于金黄色葡萄球菌所引起的多个相邻的毛囊和皮脂腺或汗腺的急性化脓性感染，如体表浅表脓肿、急性化脓性淋巴结炎，常伴有发冷、发热、纳差等症状，局部淋巴结肿大，白细胞及中性粒细胞计数增多，与中医之有头疽相对应。西医治疗均用抗生素与外治之法。中医治痈均需辨明阳疮还是阴疮，还是半阴半阳。阳则可用消法，半阴半阳则需用消托兼补之法，阴疮需用温补法并顾护其阴方可。此中医西医同为治痈而治法不同也。西医于炎症即用抗生素，而中医则需辨病以外再加辨证，然后对证施治方可，不可一概清热解毒。因此，临证辨证属阳者，用抗生素未尝不可，然不如用中医之消法，此中医外科之消法可疏通气血兼消散痈毒，而抗生素只治其标，不能治其为何生痈，即不能治其本也。故对痈之轻证偏热者，用抗生素短期可愈，若用过抗生素效不佳者，当思考其为何效果不佳。其必为瘀滞之毒未能散是也。因此，每于服用抗生素无效或效不佳之痈，师张锡纯先生散毒汤之意，用炮山甲、皂角刺、三七、鸦胆子、羚羊角、金银花与张先生之散毒汤组方为衡通散毒汤：

炮山甲 12 克，皂角刺 12 克，三七粉 10 克（药汁送服下），瓜蒌皮 12 克，瓜蒌仁 18 克（打碎），天花粉 18 克，羚羊角 6 克，金银花 30

克，白茅根 30 克，蒲公英 30 克。鸦胆子仁 50 粒，装入空心胶囊内，分两次吞服。

气血瘀滞明显者，每用衡通散毒汤，合疏通气血与清热散毒于一方，气血得通则毒宜散。

临证要点

教科书上之方法为常法，若有气血瘀滞者用衡通散毒汤为变法，毒重瘀积者用鸦胆子、三七法是为巧。一病有一病之主方，痈毒者疏而通之散之是为大法，衡通散毒汤是为主方，天花粉、大黄、鸦胆子是为主药也。毒之轻者，用量宜轻，毒之重者用量宜重，瘀毒重者合用三七，至重加皂角刺、炮山甲。若再加大黄、天花粉为扫毒外出之法，用药以胜病为准。

释疑解难

外科痈于三十年前农村较为多见，随着西药抗生素的大量应用，则渐少也。现代人每有小恙，即服用抗生素，故致气血瘀滞之证渐多。临床所遇者，均属慢性气血瘀滞诸证，非抗生素所能治，细析此理即抗生素只能杀菌消炎，不能治气血瘀滞也。西医学于外科疮疡，每先用检验血液法，血中白细胞增高者，诊为细菌性炎症，而应用抗生素。血中检测白细胞正常者，则抗生素多无用武之地也。西医的体表脓肿、急性化脓性淋巴结炎多属中医之阳证疮痈，血液检测白细胞必然高于正常，则抗生素运用即有效。如于气虚、阳虚之阴证疮痈，用抗生素消炎则得不偿失，不但效不佳，且用之有伤正之虞。此类疮痈治疗则为中医之长处。用西药抗生素消炎，中药托、补法益气养血，消之散之托之补之其效速也，此即衷中参西，以中为主，中西医结合之最佳方法也。

案例辨析：

1982 年夏秋之季，患者刘锦堂经朋友介绍来求诊，主诉右腿痛近一月，屡经县医院及中医院诊治，有诊为坐骨神经痛者，有谓是风湿者，然终不见效。视其行步受限，疑其非风湿非神经痛，细询其腿部还有何不适，得知其右腹股沟有一肿块，视其肿而不红，似硬非硬，似软非软。又问其服过消炎药否？有无医生说是淋巴结炎而应用抗生素？答曰开始时有医生诊断是炎症，然服消炎药多日不见消散，且又不红肿。故再去求医时只说右腿痛，行步受限，未向医生诉说腹股沟侧有肿块之病情，医生亦均未看局部之病，只治腿痛。告知其若是坐骨神经痛，其不痛之时不致行步受限，若是风湿必阴天加重，或关节疼痛。其腿痛是行步时牵涉腹股沟所致。坐骨神经痛与风湿病之腿痛均不会致腹股沟侧有肿块。肿块不红者，半阴半阳也，服消炎药未能消散者，气血痰浊凝结于患处也。再三视其肿处，触摸其中似有脓液未至成熟。告知此证属半阴半阳之疮痈，相当于西医的体表脓肿、急性化脓性淋巴结炎。此证如在初起之时，服消散之药尚可，此时消散已不行了，有化脓之征象，需服中药活络效灵丹，加温通散结之皂角刺、炮山甲、三七，促其速溃，脓成后可切之令脓出，再服药令其愈合即可。方用衡通温通散结汤：

当归 15 克，丹参 15 克，乳香 15 克，没药 15 克，川牛膝 30 克，皂角刺 30 克，炮山甲 12 克，三七末（药汁送服下）10 克。7 剂。

服药后来诊，视其肿块已软，有弹性，告知其脓已成熟，须切口排脓。患者诉甚惧开刀，并说开刀以后又需换药，收口需要时间，有无别的办法，能不开刀为好。思考后告知有一法，可用火针，一次脓出即可。并告知火针用法，是将针烧红，刺入脓易出处即拔出，因脓已熟故不会疼的。其听后甚喜，说不怕火针。乃用粗针烧红，对准肿块易出脓之处刺入，随即出针。脓随之而出，总计有一小碗之多，数日后来说经此一次火针治疗，几日来脓已尽，已收口痊愈。火针治此痈简便省事，脓成之痈，火针刺入并无疼痛，而脓随之而出自然愈合。后又用此火针法治愈数名疮痈肿痛脓成之症。但若为红肿之阳疮每服消散之药即愈之，似此证之半阴半阳或阴证者方用火针。此证活络效灵丹法在早年初习医时每喜用之，于阴证之疮痛与半阴半阳之证每加皂角刺、炮山甲、三七，通络散结化瘀之力更强，于气血瘀滞毒结之证颇为有效。

学生李洪波：此证似与鱼口便毒相似，治法有何不同？

李静：凡在小腹与大腿折纹缝中交界之际，两胯合缝之间，初起如核，渐大如卵，坚硬木痛，微热不红，寒热交作者为鱼口便毒。此固由淫毒而生者居多，然亦由强力房劳，忍精不泄，或因欲念不遂，以致精搏血流，聚于中途，壅遏而成；或因暴怒伤肝，气血凝滞而发。生于左者为鱼口，生于右者为便毒，便毒圆而鱼口长。生在小腹之下、阴毛之旁者为横痃，又名外疝，非鱼口、便毒也，故此证宜辨清。然外疝往往时有时无为要点，而且不会似胯腹痛之疼痛牵涉于腿。生于肾囊之后、肛门之前，名曰悬痈，又名海底漏。治宜散滞行瘀以通利之，内服药、外敷药，乃易消散；如已溃者，宜服补养气血之剂，不然恐变生别证，难治也。

学生李洪波：读张先生之论与老师之讲记，明白外科疮痈用西医法如抗生素与手术是如打仗之打阵地战，兵来将挡，水来土掩。抗生素虽能杀敌然亦伤正，且因药性偏凉而致气血凝滞，毒反不得散出，遗留下瘀滞之毒积于体内，久必为患。老师主用衡通法，从整体观念出发，找出体内偏差，纠而正之，真的如刘力红博士《思考中医》书中所论之三兄弟中之老大治病之法。西医之对症疗法之打阵地战，实为三兄弟中之老三治病，今日长一疮，其用抗生素愈之；明日又长一痈，又用手术切之；后日又长一瘤，再切之。异日疮毒发于脏腑，能切则切除之，不能切除者换之。故现代有的医生如三兄弟中之老三，门庭若市，患者抬着进来，走着出去，不久又抬着来。何者？只看到局部病变，未明整体之变，治此碍彼也！三兄弟中之老大治病，找出病因，一并祛除之，其为上工治未病，实则是治病求本也。西药抗生素之治疮痈，于人之整体毫不考虑，故此起彼伏，此毒方去，他毒又出，愈用愈重者为何？未能令其气血通顺体内恢复平衡也！此西医与中医之不同，理念之不同也。然国人只看眼前，眼前病好则可，不论其病因消除与否，反责老大之医术不精，岂不令人扼腕！

老师所讲早年邻居高姓老伯蚊虫叮咬至疮发，西医用抗生素愈之，不久又于背心处发一疮，西医仍用抗生素且手术，却未能治愈，反而毒发丢命，即抗生素与体内之毒打阵地消耗战，毒尚未尽祛，而气血亏耗过甚。老师所论现代人气血瘀滞证越来越多，与现代人应用抗生素、激素大有关联，实为悟出中医之精髓，用传统之辨证施治之消法、托法、补法已不能胜任现代人之气滞血瘀所偏之失衡诸病证，主用衡通法找出偏差，主用衡通汤疏通气血，纠正偏差即令其通而衡之法，与教科书之辨证施治，风者散之消之、热者清之解之、湿者祛之燥之、虚者托之补之之治法更有发挥。老师说用诸法清之消之托之补之之法为常，而用衡通汤法疏通气血纠正其偏为变，用衡通散毒汤，方用鸦胆子、三七攻毒化瘀为巧。与其说是老师从张锡纯先生之论中领悟衷中参西，以中为主，莫如说是老师悟出现代中医所面临的病情与张先生时代又有不同也。现代中医中更多的是如老三之流的医生，一遇炎症，便用抗生素消炎，不行再加激素，西医诊断为炎症则予清热解毒，西医诊断为癌症，则予抗癌之类药，等于形成了一种模式，患者来了就像上了流水线。今日与你医好，明日再发你可再来。医者如能明白老师之衡通法论，明白现代人之病气血瘀滞为主因，治法需考虑用疏通气血法，在寒则温之、热则清之、实则泻之、虚则补之之时，在运用外科消法、托法、补法运用之时，存一有无气血瘀滞之念于胸中，便适于现代人之气化失调所致诸证即老师常说之体内有偏时，往往于最薄弱之处出现问题，故衡而通之之衡通法是立于不败之地之法也！

第四节　发

　　师承切要者，师承张锡纯先生"发"病论治之精要，以及自己领悟与运用张先生之学说及临床的心得体会，力求切中要点。《医学衷中参西录》中无"发"专篇病名，然医方编之治女科方中之"消乳汤"方论，"活络效灵丹"方论，治阴虚劳热方中之"既济汤""来复汤"，治大气下陷方论中之"升陷汤"，治疮科方论中之"内托生肌散"，医论中之论伤寒方之"少阴病白通汤证及白通加猪胆汁汤证"，书中山萸肉重用救脱之方论，药物编中之论生石膏、黄芪、天花粉、三七、鸦胆子等及医论医案等论中皆有论及，读者宜细读之。现代中医教科书论之甚详，然有不尽其意之处，尽信书不如无书，于无字句处读书，博览群书，触类旁通方可，用于治疗"发"之病，即西医学之疖、痈并发蜂窝组织炎、急性蜂窝组织炎，并需明白中医之"发"非只西医之急性蜂窝组织炎，而是代表病情突"发"，即病情突然恶化之意也！

《医学衷中参西录》书中原文

活络效灵丹

　　治气血凝滞，疬癖癥瘕，心腹疼痛，腿疼臂疼，内外疮疡，一切脏腑积聚，经络湮淤。

　　当归五钱，丹参五钱，生明乳香五钱，生明没药五钱。

　　上药四味作汤服。若为散，一剂分作四次服，温酒送下。腿疼加牛膝。臂疼加连翘。妇女瘀血腹疼，加生桃仁（带皮尖作散服炒用）、生五灵脂。疮红肿属阳者，加金银花、知母、连翘。白硬属阴者，加肉桂、鹿角胶（若恐其伪可代以鹿角霜）。疮破后生肌不速者，加生黄芪、知母（但加黄芪恐失于热）、甘草。脏腑内痈，加三七（研细冲服）、牛蒡子。

一妇人年五十许。脑后发一对口疮。询方于愚，时初拟出活络效灵丹方，即书而予之，连服十剂痊愈。

石膏生用之功效，不但能治病，且善于治疮，且善于解毒。石膏之质原为硫氧氢钙化合而成，其性凉而能散，有透表解肌之力，为清阳明胃腑实热之圣药，无论内伤、外感用之皆效，即他脏腑有实热者用之亦效。《神农本草经》原谓其微寒，其寒凉之力远逊于黄连、龙胆草、知母、黄柏等药，而其退热之功效则远过于诸药。《神农本草经》谓其微寒，则性非大寒可知。且谓其宜于产乳，其性尤纯良可知。

李静讲记

知其常方能明其变，故临证若遇疮痈疡疽之重者，每当虑其有"发"之虞，详审其证，透过疮痈之表面，看病体之实质，方可立于不败之地。

我曾在1982年于下腹正中长一痈疮，二三日即红肿疼痛，急服抗生素，并师张先生散毒汤之意，方用衡通散毒汤加减：

炮山甲12克，皂角刺12克，三七粉10克（药汁送服下），瓜蒌皮12克，瓜蒌仁18克（打碎），天花粉18克，金银花30克，白茅根30克，蒲公英30克。鸦胆子仁50粒，装入空心胶囊内，分两次吞服。

此方即衡通散毒汤去羚羊角，服一剂痛减，又服一剂则脓成，用大号水果罐头瓶拔之，出脓如喷状，以前常于患者施用此法，奈此次于自己施用竟不能起下，乃是疮痈面积偏大，小腹处皆是软组织，故只好将罐头瓶打碎，数日后即收口而愈。

临证要点

若遇大"发"者，则非医者出自心智不可。倘若体不虚者之蜂窝组织炎，用此常法可，然如古人所述之疮发而死者，为何不能治愈？必为真"发"也。如此论之，则"发"字大有可研究之意也。其毒"发"之重者，必气血焕散，救之不及也！如只与西医学之蜂窝组织炎类似，何至若斯之死于疮"发"？我亲见邻居高姓老伯蚊虫叮咬疮"发"，先"走黄"导致败血症，后"发"搭背疮，"内陷"致死，故"发"之要点需辨其有无全身气血衰败之象，以免救治不及时而遗憾。

触类旁通之，则现代之心肌梗死突"发"往往致命，肿瘤癌症后期突"发"内脏衰竭，与外科疮疡痈疽突"发"致人死者，皆内病现于外，外病因于内是也！

案例辨析：

1997年治一刘姓男，30岁，来诊时手指咽喉，说话不能说出声来，视其咽喉红肿，知其为锁喉痈，告知其为西医之急性咽喉蜂窝组织炎，需急刺手上少商双穴出血，然后再服药，患者听后点头。于其两少商穴用三棱针点刺出血，不到10分钟，患者即能说出声音来，自述病已二三日，先认为是咽喉炎，服用抗生素消炎，哪知今早突然说不出声音来，方速来就诊。与服衡通散毒汤三剂，次日来诊述症状大减，仍刺少商双穴出血则愈。

后数月治一徐州50余岁男，来诊时亦不能说话，陪同来人说其咽喉肿痛已数日，现在饭也吃不下，只能喝面汤与水。视其咽喉处肿大但不甚红，只余筷子粗细大小的空间了，恐其服药很难短时消散。问其何不早治，陪同说是出门在外，一直在服消炎药，然未能消下去，故请设法医治。告知此证已非急性咽喉蜂窝组织炎，前一直服消炎药者，病重药轻也。现在医治，消炎药不能消，当需服活血软坚散结之药，但不能保证很快治愈。况咽喉处乃人之门户，不能吃饭，全身气血为之所困，一旦疮发，治之不及，甚为险要。现在因服消炎药表面症状红肿发热不重，但咽喉部肿至如此之重，是消炎药只能控制部分热毒即炎症，但于气血痰浊瘀结咽喉未能令之消散，今开一处方名为衡通散结汤，瘀滞重者加蛇蜕6克、生水蛭10克，虚加人参、黄芪，寒加桂枝、附子。

衡通散结汤：当归、川芎、桃仁、红花、赤芍、柴胡、川牛膝、枳壳、桔梗、炙甘草、生地黄、三七粉（药汁送服下）各10克，炮山甲12克，皂角刺12克，全蝎10克，生鸡内金18克，蜈蚣3条。

嘱如果服二三剂不见消需尽快采用手术的方法，以免误事，恐有生命之险，来人听明白后而去，后不知所终。

学生李洪波： 曾听老师讲述急性咽喉炎可用刺少商穴法，哪知竟有如此速效！张锡纯先生早有验例，无怪老师常说张先生书实用验证有效。老师讲述自己腹部发痈是指疔余毒而发甚有见地，又论疮痈"发"不止相当于西医之蜂窝组织炎，而真正的"发"要比蜂窝组织炎厉害得多为特识，所论邻居高姓老伯蚊虫叮咬导致搭背疮"发"而死更为疮痈疔毒"发"之例证。并另举两案例论述之，例一老师辨为急性锁喉痈属阳，用少商刺血与服用衡通散毒汤愈之速，而于例二则处以衡通散结汤并嘱其用手术是恐其有"发"之虞，然则此证既非红肿之急性炎症，当为阴证？半阴半阳证？为何不用少商穴位刺血之法？难道刺血法对阴证无效吗？

李静： 例一属急性喉痈即西医之炎症，其服抗生素未能消者，是未能令气血通散也，然其咽喉处红肿仍为阳证也。刺少商穴即中医经络疗法也。咽喉部为手太阴肺经所经之处，少商穴为肺经所止之处，故刺之出血，即可令其处气血毒热随之外泄，其咽喉部郁结之毒火得泄故立能发出声音来，此实亦大禹治水疏而导之之法，乃是给病邪以出路之法，即开门逐盗之法也。其先服抗生素反致不能发音者，是闭门逐寇也，其咽喉处之毒痈反被消炎之凉药冰遏于局部无从发泄也。西医理论不能理解中医经络之神奇功能，于气机之瘀滞积聚之毒火，用穴位刺血法有立竿见影之速效，此为西药抗生素所没有的功能也！而例二非急性炎症之阳证，其局部肿硬不红，已非阳证疮痈，乃气血痰浊瘀滞所致之积结而成之有形之局部肿块也。其服抗生素亦只能清热消炎，不能散其瘀滞之肿块，即不能散其瘀滞之血肿，故刺血亦不能速效也。刺血者，使其毒邪有出路也，而此证非病初之毒热痛结之急性炎症，故用散结化瘀之法则愈之缓。此证若非用抗生素数日之始，是为急性炎症之阳证，用刺血法与中药散毒汤可。为医难，为中医更难，病家咽喉处肿至若斯严重，仍欲求速效也。不能保证速效，因此不便着手医治，向其说明病情始末，或用手术法，或用中药消散法，是不致遭谤之法也。西医用手术法，可令病家签字，为不能保证必愈之，而中医则无此保障也。此也为中医越来越不敢救治重症危病之症结所在也。

　　这里援引网上一篇简文，可说明痈"发"一病非如西医之蜂窝组织炎轻症之意：火余痈发高维城说：清仁宗嘉庆乙丑年，我家雇一长工，会稽东关人，年纪五十多岁，大家都称他老徐，做事很勤劳。有一天，将近中午，尚未起床，家人觉得奇怪，敲他房门，很久才开，两足跛行，好像非常痛苦，询问缘故，老徐愁眉苦脸地说："我二十岁时，在东关市开面店，面的类别很多，而以鳝鱼面最为著名，每天杀鳝鱼数十斤，如此经营了三十年，积蓄三千多金。后来正逢桐油跌价，便将全部资金买桐油囤积，期待上涨时，赚笔大钱。不料买来不到几天，突然遭遇大火烧尽，资本全部丧失，无奈只好停业为佣。昨夜梦见无数鳝鱼前来索命，其中两条大鳝，怒目冲来，分别咬我左右膝盖，痛极而醒，直到早上起床，两足疼痛不能踏地，因此迟迟未起。"见他膝部红肿如生痈疮，当时我家制有万灵丹，治痈疮及蛇蝎咬伤很有效，用来为他敷治，肿渐消，痛也渐止，以为老徐作妖梦，不足凭信，只是两足恰巧生疮而已。

　　有一天，老徐又闭门呼唤不开，破窗而入，见老徐泪流满面地说："我会死了，如今又梦见两条大鳝鱼再来狠咬旧伤处，剧烈疼痛透彻心肝，必定不能活命了。"再用万灵丹涂治，也无效了，再过数天，痈疮溃烂露骨而死。

学生李洪波：读至此，方明白这些外科病还真是内科病的原因，不然何至疮"发"而死呢？明白老师于例二谨慎处理的对策为医之难。而长工老徐梦见鳝鱼咬，是因为内在因素，毒热郁结体内，久之必发。而其梦当是因为每天都在想的缘故吧？

李静：当然，这才是"发"的原因，毒积久病血脉亏损，精血暗耗，精气神崩溃，导致气血涣散，故毒"发"矣，此才是"发"的真正概念。想范增、曹休之疮"发"亦为此理也。而老徐之疮"发"是因忧愁恐惧而成。范增之疮"发"为忧愤忿恨而致。曹休之疮"发"是打败仗后羞愧郁闷而致。而诸死因皆为精血暗耗，正气不支，毒邪突发所致也！试想，如果其人气充血盛，疮何致"发"？人何至死？此理论于西医是不能成立的，故中医如只认定"发"相当于西医之蜂窝组织炎是形似而非神似之意。医者需明此理，方明疮痈疔疽毒"发"走黄与内陷之意也！

因此，临证遇疮病痈疽而体虚，全身症状严重者，当考虑有"发"之虞，采取相应措施，方能永立不败之地也！

学生曾泽林：此病"发"若于现代，老师认为当用何治法？

李静：此病"发"非轻证，若用中西结合，有毒则扶正托毒外出，气血两亏则峻补之，结合西医之支持疗法，先保命，后议病，不失为最佳疗法。然目前中医与西医不同之处，即在于西医可令病家签字，而中医则无此保障也！我举例二即是此理，故只能谨慎对待，以免遭谤也！古人早有明训也！故在此建议：若中医亦能如西医，于治疗前让病家签字，当是患者之福，中医之幸也！

第五节　有头疽

　　师承切要者，师承张先生"有头疽"相关病论治之精要，以及自己领悟与运用张先生之学说及临床的心得体会，力求切中要点。张先生之《医学衷中参西录》中无"有头疽"专篇病名，然医方编中之治女科方中之"消乳汤"方论，"活络效灵丹"方论，治阴虚劳热方中之"既济汤""来复汤""升陷汤"诸方论治，治疮科方论中之"内托生肌散"，药物编中之论重用生石膏、阿司匹林治愈重症痈疽案论，与黄芪、天花粉、三七、鸦胆子等，治伤寒方、治温病方等及医论医案中皆有论及，读者宜细读之，与现代中医教科书对照验证之，与张先生之论对应之，于无字句处读书，当明白痈与疽之不同之处，触类旁通，当明白"疽"也可"发"，辨证施治"有头疽"即西医学之"痈"病。

《医学衷中参西录》书中原文

内托生肌散（方论略）
活络效灵丹（方论略）
　　一人年二十余。因抬物用力过度，腰疼半年不愈。忽于疼处发出一疮，在脊梁之旁，微似红肿，状若复盂，大径七寸。疮医以为腰疼半年，始现此疮，其根蒂必深而难治。且其内外发热，饮食懒进，舌苔黄厚，脉象滑数。知其证兼外感实热，投以白虎加人参汤，热退能食。数日，又复虚汗淋漓，昼夜不止，遂用龙骨、牡蛎（皆不用煅）、生杭芍、生山药各一两为方，两剂汗止。继治以清火、消肿、解毒之药，若拙拟消乳汤，去栝蒌加金线重楼、三七（冲服）之类，更加鹿角霜钱许，以引经。唯消乳汤以知母为君重八钱，兹则所用不过五六钱。外用五倍子、三七、枯矾、金线重楼、白及为末，以束其根；乳香、没药、雄黄、金线重楼、三七为末，以敷其顶，皆用醋调之。旬日疮消三分之二，其顶甚软。遂以乌金膏（以雄黄炒巴豆仁至黑色，研细，名乌金膏）调香油敷其软处。二日，疮破出稠脓若干。将此内托生肌散改作汤剂，投之，外敷拙拟化腐生肌散。七八日间疮口长平，结痂而愈。

徐灵胎治疮最重围药。以围药束住疮根，不使毒势散漫，又能阻隔周身之热力，不贯注于疮，则疮必易愈。愚治此疮所用束根之药，实师徐氏之意也。

李静讲记

有头疽之论治，须明痈疽之病因不同，病状不同，病理也不同之理。疽之成因多为情志内伤，气郁化火，房事不节，劳伤精气，以致肾水亏损，水火不济，阴虚则火邪炽盛。或平素恣食膏粱厚味，以致脾胃运化失常，湿热火炽内生。此即体虚是本而疽毒乃标实也。故于治痈之阳者始同而终不同。故治有头疽需辨证论治，从整体出发，时时注意顾护其本虚，消毒散毒不忘治其虚之本。故每需消、托、补诸法与外治之法并用方可。

张先生治此证视其内外发热，饮食懒进，舌苔黄厚，脉象滑数，即辨知其证兼外感实热，故投以白虎加人参汤，热退能食。此疮痈与疽之初病之治法也。然数日，又复虚汗淋漓，昼夜不止，遂用龙骨、牡蛎（皆不用煅）、生杭芍、生山药各一两为方，两剂汗止。继治以清火、消肿、解毒之药，若拙拟消乳汤，去栝蒌加金线重楼、三七（冲服）之类，更加鹿角霜钱许以引经。唯消乳汤以知母为君重八钱，兹则所用不过五六钱。是为消法与解毒法合用补涩法再加外用之法并用之兼备法也。后又将内托生肌散改作汤剂，投之，外敷拙拟化腐生肌散。七八日间疮口长平，结痂而愈。是外感之邪已祛而正气不支，故用内托生肌汤收功，此与痈之红肿属阳者消之散之即愈之不同之处也。试问，只用抗生素与营养类药何能使其气血旺盛托毒外出而愈？

临证要点

现代中医接触有头疽者少，而接触阳性有头疽更少。所治者皆为服抗生素未能愈之者。故临证需辨其是阴证，还是阳证，还是半阴半阳证。阳证者用清热解毒消散法固可，半阴半阳者则不可，阴疽则更不可也。阳性者红肿高大，清之消之。半阴半阳者肿而不红或微红，只用清之消之必不可，当用衡通法论辨证施治，疏通气血之消散法托散其毒。阴证者则需用衡通托毒汤疏通气血与温通汤法方为对证。此半阴半阳证与阴证均非西医之抗生素所能消散，更需用衡通法找出偏差纠正偏差是也。

释疑解难

《医学衷中参西录》书中案例

奉天赵某之侄，年六岁。脑后生疮，漫肿作疼，继而头面皆肿，若赤游丹毒。继而作抽掣，日甚一日。浸至周身僵直，目不能合，亦不能瞬，气息若断若续，呻吟全无。其家人以为无药可治，待时而已。阅两昼夜，形状如故，试灌以勺水，似犹知下咽。因转念或犹可治，而彼处医者，咸皆从前延请而屡次服药无效者也。来院求为延医。其脉洪数而实，肌肤发热，知其夹杂温病，阳明腑证已实，势虽垂危，犹可挽回。遂用生石膏细末四两，以蒸汽水煎汤两茶杯，徐徐温灌之。周十二时，剂尽，脉见和缓，微能作声。又用阿司匹林瓦半，仍以汽水所煎石膏汤，分五次送下，限一日夜服完。服至末二次，皆周身微见汗，其精神稍明了，肢体能微动。从先七八日不食，且不大便，至此可少进茶汤，大便亦通下矣。继用生山药细末煮作稀粥，调以白蔗糖，送服阿司匹林三分之一瓦，日两次，若见有热，即间饮汽水所煮石膏汤。又以蜜调黄连末，少加薄荷冰，敷其头面肿处，生肌散敷其疮口破处，如此调养数日，病势减退，可以能言。其左边手足仍不能动，试略为屈伸，则疼不能忍。细验之，关节处皆微肿，按之觉疼，知其关节之间，因外感之热而生炎也。遂又用鲜茅根煎浓汤（无鲜茅根可代以鲜芦根），调以白蔗糖，送服阿司匹林半瓦，日两次。俾服药后周身微似有汗，亦间有不出汗之时，令其关节中之炎热，徐徐随发表之药透出。又佐以健补脾胃之药，俾其多进饮食。如此旬余，左手足皆能运动，关节能屈伸。以后饮食复常，停药勿服，静养半月，行动如常矣。此证共享生石膏三斤，阿司匹林三十瓦，始能完全治愈。愚用阿司匹林治热性关节肿疼者多矣，为此证最险，故详记之。

案例辨析：

1985年曾治一男，年50岁，患有头疽于腰际月余，疮口如指大，深约2厘米，屡服抗生素，然久不收口而来诊。视其舌淡苔白润滑，脉弦无力，辨证为气血两虚，气血瘀滞，无力托毒外出而不能令疮口愈合。其屡用消炎类药内服外用而未能将局部瘀滞之毒消除，乃气血因虚无力托毒外出而致瘀积于局部也。乃与服张先生内托生肌散改汤，重用生黄芪30克，又加黑附子12克。外用大蜈蚣、壁虎晒干研极细末，撒于疮口内，每日一换，三日后疮口渐浅，服至12剂，疮口即平。此疽外用蜈蚣、壁虎即以毒攻毒于局部，局部之毒滞得化，则新肉易生，且有内托生肌汤扶正托毒外出，故愈之速也。蜈蚣、壁虎外用法得于一宁姓中医，其用自制之药粉，每可收口长肉，向其请教，只答全蝎、蜈蚣等，详细分量与制法并不告知，故用蜈蚣、壁虎研细用之亦效。考蜈蚣内服尚有托毒外出之功，且诸书记载其外用可治蛇毒，壁虎可治瘘管，于无字句处读书，触类旁通，其外用于腐肉不化、新肉不生之痈疽当亦可效，故尝试用之果效，是以为志。

曹颖甫《经方实验录》有一案例颇可玩味

虞师舜臣尝曰：一二·八之前，闸北有一老妇。其子服务于邮局。妇患脑疽病，周围蔓延，其径近尺许。启其所盖膏药，则热气蒸蒸上冒。头项不能转侧。余与余鸿孙先生会诊之，三日不见大效。四日诊时，天色已晚，见病者伏被中，不肯出。询其故，侍者曰，每日此时恶寒发热汗出。余乃悟此为啬啬恶寒、翕翕发热之桂枝汤证。即用桂枝五分，芍药一钱，加姜草枣轻剂投之。次日，病大减。遂逐日增加药量，至桂枝三钱，芍药五钱，余三味亦如之，不曾加他药。数日后，竟告痊愈云。

【按】脑疽，病也。虞余二先生先用治脑疽法治之，三日不见大效。及察知患者有桂枝汤证，试投桂枝汤。用桂枝不过五分，芍药不过一钱，姜、草、枣又皆和平之品，谅其为效也当仅矣。然而功出望外，毋怪虞师之惊奇。且用独方而竟全功，更可见唯能识证者方能治病。何况仲圣方之活用，初非限于桂枝一汤，仲圣所以于桂枝汤加减法独详者，示后人以楷模耳。果能将诸汤活而用之，为益不更大哉？由是细研，方知吾仲圣脉证治法之真价值。

曹颖甫曰：丁甘仁先生有言，脑疽属太阳，发背属太阳合少阴。二证妄投凉药必死。旨哉言乎！尝记予少时，居江阴东乡之后塍，有蒋昆田者，中医也，尝患脑疽，家居不出，三日。先考遇之于市上，问所患，曰，愈矣。问何法治之，曰，桂枝汤耳。问用桂枝几何，曰，四分耳。似四分之桂枝，能愈脑疽，宜虞生用五分之有特效也。唯蒋之证情轻，故四分已足。老妇之证重，故加至三钱。若狃于蒋之四分，而援以为例，设遇重证当用三四钱者则殆矣。

学生曾泽林：读此两案例与老师所论，方知痈疽之不同之处也。无怪老师强调痈疽治法不同，疽证治法宜慎之要点。张先生治疮之阳者，重用生石膏与西药阿司匹林。疽证前人治用极小量之桂枝汤，即可愈尺许大小之脑疽，是为用仲景经方之大家也！

然观此类案例，结合现代人之病，方明白现代人的疾病谱确与早些年大不相同，老师每令我看患者之舌质、舌苔，反复数次看，每病舌紫红赤者多，舌尖有红紫斑点者多，老师又强调舌红紫即属有瘀，舌尖边有红紫斑即为瘀火，暗紫斑即为瘀血，舌中有裂纹即为气滞，何以现代人气血瘀滞偏热者如此之多？老师屡告诫舌尖有红斑点即为有热，舌淡方为非热。舌淡苔白润滑方为虚寒。舌淡苔白腻为寒湿，再验之于脉证方可论治。强调不可拘于西医病名与中医病名，强调辨证论治的重要性，强调有瘀需通之理，强调瘀热、瘀火、瘀痰、瘀气、瘀血、瘀寒、瘀湿均需通方可散之之理，强调虚者加用补益之药为补益之令其气血畅通之理，强调找出偏差纠偏求衡之理，强调中医教科书能教人以常，不能教人以变、教人以巧之理，强调治病如打仗，用药如用兵，组方如烹调之理。读此案方明读医书需博之理，明白老师用蜈蚣、壁虎外用于痈疽久不生肌长肉是从无字句处读书，触类旁通之理。明白跟师临证也需多动脑筋领悟此意会之理，触类旁通方是不可言传之理也！

老师领悟张锡纯先生内托生肌散用法乃痈疽久不收口长肉需托补并用，于宁医之用全蝎、蜈蚣等药组方外用而径用蜈蚣、壁虎同样有效是为意会，不可言传者是蜈蚣、壁虎外用之制法剂量，则非自己领悟意会，触类旁通不可也！然则老师之用蜈蚣、壁虎与张锡纯先生从皮姓老医处领悟小青龙汤之用法，而创"从龙汤"是何等相似。老师从张先生论中悟出王清任诸逐瘀汤可统治百病，而意会后用血府逐瘀汤加药组方为衡通汤，进而为衡通法论，又创诸衡通汤广泛用于气血瘀滞所偏诸证，为中医师承学习者找出一条捷径来，而又实从诸前辈名医大家之论中领悟得来，用于现代人之气血瘀滞诸病，为领悟中医之精髓，是老师不断探索、不断进步的结果！如只读教科书，用方药对号入座是执死方以治活人也！而老师屡用张锡纯先生之论以教学生：用对证之药一二味，专攻其处。其处气血偶有伤损，他脏腑气血犹可为之输将贯注，亦犹相连营垒之相救应也。又加补药以为之佐使，是以邪去正气无伤损。又常说中医治病八法与外科病之消、托、补诸法皆为衡通法，然其皆为常法是也！既知其常，当知其变，既明其变，当思其巧也！知其常，明其变，悟其巧，临证活用之，则医道可成也！

第六节　无头疽

师承切要者，师承张先生"无头疽"相关病论治之精要，以及自己领悟与运用张先生之学说及临床的心得体会，力求切中要点。张先生之《医学衷中参西录》中无"无头疽"专篇病名，然医方编中之"活络效灵丹"方论，"消乳汤"方治一切红肿疼病，治疮科方论中之"内托生肌散"，药物编中之论生石膏、黄芪、天花粉、三七、羚羊角等，治伤寒方、治温病方等及医论医案中皆有论及，读者宜细读之，与现代中医教科书对照细读之，方明现代人之病多有气血瘀滞，非只对证治疗之寒则温之、热则清之、湿则祛之所能胜任，此即于无字句处读书，触类旁通之必要，用于治疗"无头疽"即西医学之化脓性骨髓炎、化脓性关节炎。

《医学衷中参西录》书中原文

活络效灵丹（方论略）

乳香、没药解

乳香：气香窜，味淡，故善透窍以理气。没药：气则淡薄，味则辛而微酸，故善化瘀以理血。其性皆微温，二药并用为宣通脏腑流通经络之要药。故凡心胃胁腹肢体关节诸疼痛皆能治之。又善治女子行经腹疼，产后瘀血作疼，月事不以时下。其通气活血之力，又善治风寒湿痹，周身麻木，四肢不遂及一切疮疡肿疼，或其疮硬不疼。外用为粉以敷疮疡，能解毒、消肿、生肌、止疼，虽为开通之品，不至耗伤气血，诚良药也。

乳香、没药不但流通经络之气血，诸凡脏腑中，有气血凝滞，二药皆能流通之。医者但知其善入经络，用之以消疮疡，或外敷疮疡，而不知用之以调脏腑之气血，斯岂知乳香、没药者哉。乳香、没药，最宜生用，若炒用之则其流通之力顿减，至用于丸散中者，生轧作粗渣入锅内，隔纸烘至半熔，候冷轧之即成细末，此乳香、没药去油之法。

李静讲记

师用张先生之论点，重在消毒、散毒、托毒与扶正并用为要点。且此证每宜与风湿热痹相鉴别，故临证需详辨之。用张先生之论，用对证之药一二味以攻病，佐以扶正之类药以为佐使组方。抓主证则显得甚为重要，先生之活络效灵丹方论可为主方，乳香、没药可为主药。疮红肿属阳者，加金银花、知母、连翘。白硬属阴者，加肉桂、鹿角胶（若恐其伪可代以鹿角霜）。疮破后生肌不速者，加生黄芪、知母（但加黄芪恐失于热）、甘草。脏腑内痈，加三七（研细冲服）、牛蒡子。医者如明此理，则外科诸疮疡可治也。此方以疏通气血为主，对证组方，随证加药治之，此法实为衡通法也。

临证要点

张锡纯先生之活络效灵丹加减运用与我所倡之衡通法论诸方为变法、实用之法也。

释疑解难

《医学衷中参西录》书中案例

天津王媪，年五十七岁，右膝盖部发炎，红热肿疼，食减不眠。其嗣某延为诊视。至其家，闻病者呼号不止，口称救命。其右脉洪数有力，心悸头眩，舌苔白而腻，大便三日未行，小便赤热。此足征湿热下注。予以活络效灵丹，加生石膏六钱，知母、怀牛膝、生薏米各四钱，甘草梢一钱，嘱服一剂。次日自能来寓，其疼减肿消，夜已成寐，尚云右臂酸疼。又即原方加青连翘、金银花、油松节各二钱，服之痊愈。

案例辨析：

1981 年我在农村行医，时有邻居冯姓男，年 16 岁，右膝关节红肿疼痛发热。其病已有数年，每每复发，医者给予青霉素注射，需月余方平，然不久又复发。其关节已呈畸形，丧失功能已致残疾，走路已跛，然仍不时复发，每发则需用抗生素多日。其求治于我，然而其无父母，依靠叔叔照顾，且当时我年近三十，虽小有医名，然于此证实无把握。视其证似痹证之"鹤膝风"，当用四妙勇安汤，又似"白虎历节风"，当用羚羊桂枝汤。然西医每用抗生素月余即可愈之，当又为疮痛，又当用治疮之仙方活命饮。其愈后又发者，内有毒瘀也。故检《医学衷中参西录》细阅之，思之此证舌紫红、苔薄、脉弦细紧数，为阴虚偏热瘀毒为患，舌紫红脉紧数者热极也，苔薄者阴虚血少也，膝关节红肿发热者热毒也。活络效灵丹为治气血瘀滞肢体疼痛之方，且又可治疮，方后加减法即为疮毒之对证之方。然用之又恐与其气阴两虚非宜；若不用此方，其瘀滞之毒热非清热解毒类药所能胜任，当加用滋阴清热之四妙勇安汤之意为对证。故与其叔叔商议，并询问知西医一直认为是化脓性关节炎症，此即用西医辨病之长处。故嘱抗生素照用，加用中药滋养阴血、凉血清热、化瘀散毒之法。方用衡通清热通络汤：

当归 15 克，丹参 15 克，乳香 10 克，没药 10 克，生地黄 30 克，玄参 30 克，金银花 30 克，连翘 12 克，白茅根 60 克，生石膏 60 克，生白芍 30 克，炙甘草 10 克。

本可加用羚羊角，农村无觅处，故用生石膏、白茅根、金银花代之。其处农村有鲜白茅根、银花藤，故均采用之。服数剂热退肿痛减而停服。因其无人真正照管，故未能续治其本，其腿残终未能愈之。其病若于现在，可借助西医学之检测手段作血液、关节液细菌培养及药物敏感试验，即可确诊。后于2000年又见此人，其腿仍残，且于阴雨天气每有关节肿痛，常需服药，此又当属历节风之痹证，已成痼疾也。

学生曾泽林： 此无头疽为西医之化脓性骨髓炎、化脓性关节炎，与中医之白虎历节风似难鉴别。其验血血沉均会增快，只有血中白细胞增高可为细菌性之炎症。此证每用抗生素，故验血亦难辨别。老师于此证也曾思考再三，且又检书验证，此为医者必经之过程。老师最终选用张锡纯之活络效灵丹为主方，是与风湿热痹之历节风，与无头疽，即与西医之化脓性关节炎，治法无大差别，意以清热通络、凉血活血、化瘀养阴为治，可谓兼备之法，比只用西药抗生素治其细菌性炎症要好。我意此证可再加地龙、丝瓜络、生薏苡仁以助通络排脓，肿消后是否可加用益气养血之黄芪、知母、地龙之类，活血通络，以治其本？

李静： 此证当年我经验不多，故只能与西医之抗生素并用之。其西医辨病为炎症而用抗生素，中医辨证辨病属无头疽并无说服力，只能从其舌脉诸症辨出其为气阴两虚、火毒瘀滞，用活络效灵丹合四妙勇安汤之意尚属对证，惜其人年纪尚小，且又独自一人，已关节残疾，回天无力也。现在思之若能用羚羊桂枝白虎汤加乳香、没药，桂枝可用桑枝、地龙、丝瓜络代之，此为对证之方也。其证为肝肾不足，气血两虚，湿热余毒壅盛，深窜入里，留于筋骨，使经络阻塞，气血不和，血凝毒聚而为本病当属无疑，毒发之时，即为欲化脓之时，即西医之化脓性关节炎，故用抗生素则炎症暂消，然瘀毒未除，故每每复发。

第七节 流 注

师承切要者，师承张先生"流注"相关病论治之精要，以及自己领悟与运用张先生之学说及临床的心得体会，力求切中要点。张先生之《医学衷中参西录》中无"流注"专篇病名，然医方编中之"活络效灵丹"方论治疮之红肿属阳与白硬属阴者之加减用法，可为治流注之首选方论，"消乳汤"方治一切红肿疮疡，治疮科方论中之"内托生肌散"，治阴虚劳热方论中之"十全育真汤"方，论王清任诸逐瘀汤之论，药物编中之论鲜小蓟、生石膏、黄芪、天花粉、穿山甲、三七、鸦胆子等，治伤寒方、治温病方等医论医案中皆有论及，读者宜细读之。现代中医教科书外科学论治甚详且备，医者尚需博览群书，于无字句处读书，张先生之石膏阿司匹林汤法可触类旁通，有是证用是方，有是证用是药，不可拘于病名，用于治疗"流注"即西医学之脓血症、肌肉深部脓肿。

《医学衷中参西录》书中原文

活络效灵丹（方论略）

十全育真汤

……玉田王清任著《医林改错》一书，立活血逐瘀诸汤，按上中下部位，分消瘀血，统治百病，谓瘀血去而诸病自愈。其立言不无偏处，然其大旨则确有主见，是以用其方者，亦多效验。

鲜小蓟根解

鲜小蓟根：味微辛，气微腥，性凉而润。为其气腥与血同臭，且又性凉濡润，故善入血分，最清血分之热。凡咳血、吐血、衄血、二便下血之因热者，服者莫不立愈。又善治肺病结核，无论何期用之皆宜，即单用亦可奏效。并治一切疮疡肿疼，花柳毒淋，下血涩疼。盖其性不但能凉血止血，兼能活血解毒，是以有以上种种诸效也。其凉润之性，又善滋阴养血，治血虚发热，至女子血崩赤带，其因热者用之亦效。

李静讲记

流注相当于西医的脓血症、肌肉深部脓肿。湿、热、瘀、毒是其病机。张先生书中无"流注"专篇，而活络效灵丹方论、鲜小蓟根解、十全育真汤方论等论中皆有论及。热毒入于血分者，每需用衡通解毒汤加羚羊角、鲜小蓟根、白茅根加减。脓成时，加当归、皂角刺、穿山甲、天花粉活血排脓托毒；重至神昏谵语者，需加服安宫牛黄丸1粒化服，或紫雪散3g，分两次服。此证需辨其舌，紫红赤者即为热入营血，急用清热凉血解毒化瘀之药，张先生论鲜小蓟根能治一切疮疡肿痛，不失为一简便效方，穷乡僻壤到处可得。故需重用之，可代羚羊角、犀角，需知现代此类药与安宫牛黄丸价昂，故变通用药不失为师其法而不泥其方也。且又可临证组方，如白茅根、生石膏、滑石，毒瘀重加用鸦胆子等类，药无难代之品即是此意。

流注与流痰是疮疡外科中两类常见而又难治的病证，由于二者初起均可见脓肿多发，漫肿无头，皮色不变等，症状十分相似，但二者辨证为一虚一实，一寒一热，前者属阳，后者属阴，立法用药迥然而异。首重分辨阴阳，"二者辨证若有所失，必然差之毫厘，失之千里"。

而其证又分为夏秋感染暑湿者为暑湿流注、湿痰流注；由于疔、疖引起的，称余毒流注；产后恶露停滞或跌扑损伤而引起的，称瘀血流注；仅发于髂窝部的，称髂窝流注。故需辨证，视其何为主证，用对证之药一二味以攻邪。暑湿流注之证，多为阳证，其舌当白腻，滑石、生石膏为主药。疔疖引起的余毒流注，亦属阳证，其舌多红紫，舌尖有红紫斑点。瘀血流注者，可为半阴半阳，舌尖边必有瘀斑，则乳香、没药为主药。皂角刺、穿山甲、三七、天花粉均可加用，热入营血分者，则鲜小蓟根、白茅根、鸦胆子可为凉血清热解毒之妙品。深部脓肿若肿硬不红者，则多属半阴半阳证，全蝎可为主药，正虚则黄芪、知母为主药。关键是掌握湿、热、瘀、毒，即有是病用是方、有是证用是药之意也。

临证要点

其为流注者，气血瘀滞是必然也，故用衡通法论辨证施治，疏通气血，治其偏差，有是证用是方药为要点。

释疑解难

《医学衷中参西录》书中案例

本村刘氏女，颌下起时毒甚肿硬，抚之微热，时愚甫弱冠，医学原未深造，投药两剂无甚效验。后或授一方，用壁上全蝎七个，焙焦为末，分两次用黄酒送下，服此方三日，其疮消无芥蒂。盖墙上所得之蝎子，未经盐水浸腌，其力浑全，故奏效尤捷也。

案例辨析：

邻居冯姓男，年18岁，我与其父交往为友，故其父母令其随我学医，其每天于我处学习。1982年夏秋始发红眼病，当时红眼病流行。我令其煎服蒲公英，不惧针者于眼周与太阳穴刺出血即愈。而其一不愿服药，二不愿于眼周局部放血，只在重时点眼药水，故多日方愈。不久后于臀部、大腿后部、髂窝部等处肌肉疼痛，漫肿色白，按之微热，约两三天后，肿胀焮热疼痛明显，可触及肿块。视其舌红紫苔白腻，告知其父母，其病为始受暑湿热毒，当时红眼病即为病发之暑热疫毒，其不愿服药，只以眼药水外用，虽多日方愈，然暑湿之毒未能清除，故此证当属暑湿之余毒流注经络而发也，若不早治恐成脓则需手术开刀也。其父为学校教师，虽不懂医，但明理，答之速与其服药，并问该服何药？告知其既为暑温湿热流注经络，当用疏通经络清热解毒祛湿之法。用张锡纯先生之活络效灵丹之意加通络之薏苡仁、丝瓜络、忍冬藤，祛湿之滑石、土茯苓。此数药皆味淡，故需用30克，与活络效灵丹组方名为衡通通络湿毒汤：

当归15克，丹参15克，乳香10克，没药10克，薏苡仁、丝瓜络、忍冬藤、滑石、土茯苓各30克。

外用五倍子醋调膏贴之。其服三剂则惧药难服而停服，故他处皆消，只留臀部一处成脓，后终用切开术，换药数次方愈。

李静：流注是毒邪流窜于肌肉深部之脓肿，属阳证，其临床特点是毒邪走窜不定，发无定处，此起彼伏，肿块初起皮色不变，漫肿结块，全身常伴高热。血细胞升高，肿块过旬不消者，势必成脓，溃后脓出黄稠，但脓出不久后，疮口便可收敛，若邪毒炽盛者，毒邪可以攻心，并发内陷变证而成败血症。

第八节　发　颐

师承切要

师承切要者，师承张先生"发颐"相关病论治之精要，以及自己领悟与运用张先生之学说及临床的心得体会，力求切中要点。张先生之《医学衷中参西录》中无"发颐"专篇病名，然医方编中之治瘟疫瘟疹方中之"青盂汤""活络效灵丹"方论,"消乳汤"方治一切红肿疮疡,治疮科方论中之"内托生肌散",药物编中之论三七、穿山甲、生石膏、黄芪、天花粉、鸦胆子等,治伤寒方、治温病方等医论医案中皆有论及,特别是张锡纯先生治自己病右腮肿疼之验案,读者宜细读之,可明白张先生之论述非只可用于自己所病"发颐"一证,于无字句处读书,触类旁通,用于治疗"发颐"即西医学之急性化脓性腮腺炎。

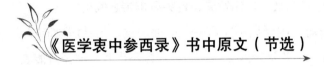

《医学衷中参西录》书中原文(节选)

青盂汤

治瘟疫表里俱热,头面肿疼,其肿或连项及胸。亦治阳毒发斑疹。荷叶一个(用周遭边浮水者良,鲜者尤佳),生石膏一两(捣细),真羚羊角二钱(另煎兑服),知母六钱,蝉蜕三钱(去足土),僵蚕二钱,金线重楼二钱(切片),粉甘草钱半。

荷叶禀初阳上升之气,为诸药之舟楫,能载清火解毒之药上至头面,且其气清郁,更能解毒逐秽,施于疫毒诸证尤宜也。至于叶宜取其浮水者,以贴水而生,得水面轻气最多,故善发表。如浮萍之生于水面,而善发汗也。

金线重楼,一名蚤休,一名紫河车草。味甘而淡,其解毒之功,可仿甘草。然甘草性温,此药性凉,以解一切热毒,尤胜于甘草,故名蚤休。言若中一切蛊毒,或蝎蜇蛇咬、或疮疡用之而皆可早早止住。古蚤与早,原相通也。古谚赞蚤休曰:"七叶一枝花,深山是我家。痈疽遇着我,一似手捻拿。"

羚羊角与犀角,皆性凉而解毒。然犀角禀水土之精气而生,为其禀土之精,故能入胃,以消胃腑之实热。为其禀水之精,故又能以水胜火兼入心中,以消心脏本体之热力。而疫邪之未深入者,转因服犀角后,心气虚冷,不能捍御外邪,致疫邪之恣横,竟犯君主之宫,此至紧要之关系，医者不可不知。羚羊角善清肝胆之火，兼清胃腑之热。其角中天生木胎，性本条达，清凉之中，大具发表之力。与石膏之辛凉，荷叶、连翘之清轻升浮者并用，大能透发温疫斑疹之毒火郁热，而头面肿处之毒火郁热，亦莫不透发消除也。曾治一六岁孺子，出疹三四日间，风火内迫，喘促异常。单投以羚羊角三钱，须臾喘止，其疹自此亦愈。夫疹之毒热，最宜表散清解，乃至用他药表散清解无功，势已垂危，而单投以一味羚羊角，即能挽回，其最能清解而兼能表散可知也。且其能避蛊毒，《神农本草经》原有明文。疫病发斑，皆夹有毒疠之气也。

僵蚕乃蚕将脱皮时，因受风不能脱下，而僵之蚕。因其病风而僵，故能为表散药之向导，而兼具表散之力。是以痘疹不出者，僵蚕最能表出之。不但此也，僵蚕僵而不腐，凡人有肿疼之处，恐其变为腐烂，僵蚕又能治之，此气化相感之妙也。

疫与寒温不同。寒温者，感时序之正气。因其人卫生之道，于时序之冷暖失宜，遂感其气而为病。其病者，偶有一二人，而不相传染。疫者，感岁运之戾气。因其岁运失和，中含毒瓦斯，人触之即病。《内经》刺法论所谓无问大小，病状相似者是也。其病者，挨户挨村，若徭役然，故名曰疫，且又互相传染也。《内经》本病论有五疫之名，后世约分为寒疫、温疫。治温疫，世医习用东垣普济消毒饮。治寒疫，世习用巢谷世圣散子。然温疫多而寒疫少，拙拟之青盂汤，实专为治温疫设也。

李静讲记

张锡纯先生此"青盂汤"与"普济消毒饮"功用相似，方中用羚羊角与生石膏、金线重楼，又用荷叶、蝉蜕、僵蚕、知母。并指出此方与普济消毒饮同为治温疫，而此方中所用之药皆有表散之功用，读者细阅书中药物篇即知。论中详述僵蚕于肿疼之处，恐其变为腐烂，僵蚕又能治之，此气化相感之妙。而用僵蚕与羚羊角、蝉蜕、荷叶、七叶一枝花、生石膏、知母、甘草组方，寓解毒表散温疫之毒于一方，而虫类药独选僵蚕、蝉蜕伍以羚羊角，是用此数药之解毒且凉而能散，与全蝎、蜈蚣、地龙等功用自不相同。虫类药皆有活血散结之功用，而此数药是最适于温疫之毒需表散者也。此为张先生选方用药精到之处也。现今之蚤休品种甚多，张先生方论中只用二钱者，当属地道之品方可。药若不地道，只用二钱恐不能胜病，不可不知。所以先生方论中有真羚羊角四字，以视药性品质之要。故临证时，若恐其药力不够，可适当加重剂量，张先生书中有论用药以胜病为准之论，先生所述之剂量为常，临证视病之所需为变。知其常、明其变为要。

此证西医每用抗生素若青霉素、头孢类，效不佳则需用四环素、红霉素类。我意则青霉素、头孢类相当于中药之黄芩、黄连、栀子类，四环素、红霉素相当于中药之金银花、野菊花、蚤休类。而抗生素之消炎解毒则与羚羊角、犀角之凉血解毒且能活血透达之功用不能比。临证辨病于炎症用抗生素者，中医选用清热解毒类药也需辨证选方用药。故治此急性化脓性腮腺炎则辨病以外，再用中医辨证属热毒者，则用清毒汤或散毒汤，偏湿者用湿毒汤。凡属"疫"之病证，则非清热解毒类药所能胜任，则需用大黄扫毒汤可也。西医之有传染性之病即相当于中医之"疫"，故中医又分温疫、寒疫、疫疠、戾气等诸疫。因此，用西医辨病、中医辨证论治就显得相当重要。西医之用抗生素有效者，即相当于中医之阳证。如效不佳者即非阳证。阳证者用此青盂汤，非阳证则需用张先生之活络效灵丹方与内托生肌散方可。

辨证舌质紫赤、舌尖红紫斑点高出舌面即为阳证。若舌苔白腻垢者，当属温疫之毒。此与舌红紫苔白腻、舌尖有红紫斑之湿热之毒及温疫之毒之区别，在于舌苔之腻垢与否。舌红绛、苔少而干、脉细数为热入营血、灼伤阴液之征。而外科疮疡最忌之证即为此。西医学之检验血中白细胞增高只能辨出细菌性炎症与否，而中医于疫毒之证则需与病、证结合方能辨出。西医于非细菌性炎症亦用抗生素，而其效果则大打折扣。故于细菌性炎症，用西药之抗生素治标未尝不可，若结合中医之凉血解毒、活血益气则为中西结合之最佳方法。故于此类炎症性病西医用抗生素，中医若拘于炎症之名而一概应用清热解毒类药，则失去中医辨证施治之精髓也。西医之用抗生素效不佳者，必为病情复杂之证。而西医之理论，于细菌性、病毒性病症每需运用细菌培养与药物敏感试验，此法虽与中医辨证用药论治有相似之处，而实质上却根本不同。表面上看，西医之药敏试验甚为科学，其可验出此病此人用何种抗生素有效，然临证每见多种药物耐药之患者。而且往往用验之有效之药愈而仍有复发。此即西医理论之只能针对性地治其然，而不能治其为何产生炎症需用抗生素之所以然也。

中医之精髓，在于辨证论治，有是病用是法，有是证用是方、用是药。从整体观念出发，找出偏差，纠正偏差。此西医之炎症应用抗生素与中医之整体出发、辨证论治不能相比，中医西医，何长何短明也。屡见外科疮疡，西医应用抗生素，三五日，十数日，甚者数月，终导致体内气血紊乱，耐药，西医之科学只能用于能看得见、摸得着的，即于看不见、摸不着的即查不出病因的病毫无办法，此也是科学。而中医之理论正好弥补了西医科学之短处，是西医科学，还是中医科学？科学地让炎症患者服用大量抗生素导致体内气血瘀滞而毒邪积聚于体内，而为何产生炎症之需用抗生素的原因并不能彻底搞清楚，此所以西医理论之抗生素不断更新换代，而且越用毒副作用越多且大。癌症患者用化疗药物需花费大量的药费而且导致气血衰败，最终令患者与癌细胞同归于尽，这样的科学是科学，还是中医之整体出发、辨证论治，找出偏差纠正偏差，让人体恢复平衡之中医理念是科学？

临证要点

发颐相当于西医的急性化脓性腮腺炎。张锡纯先生之活络效灵丹法、重用三七托毒与西药阿司匹林法、我所倡之衡通法论、衡通散毒汤为变法，用衡通托毒汤重用三七托毒外出为巧法也！

释疑解难

《医学衷中参西录》书中验案

乙丑孟夏末旬，愚寝室窗上糊纱一方以透空气，夜则以窗帘障之。一日寝时甚热，未下窗帘。愚睡正当窗，醒时觉凉风扑面袭入右腮，因睡时向左侧也。至午后右腮肿疼，知因风袭，急服西药阿司匹林汗之。乃汗出已透，而肿疼依然。迟至翌晨，病又加剧，手按其处，连牙床亦肿甚，且觉心中发热。于斯连服清火、散风、活血消肿之药数剂。心中热退，而肿疼仍不少减，手抚之肌肤甚热。遂用醋调大黄细末屡敷其上，初似觉轻。迟半日仍无效，转觉其处畏凉。因以热水沃巾熨之，又见轻。乃屡熨之，继又无效。因思未受风之先，头面原觉发热，遽为凉风所袭，则凉热之气凝结不散。因其中凉热皆有，所以乍凉之与热相宜则觉轻，乍热之与凉相宜亦觉轻也。然气凝则血滞肿疼，久不愈必将化脓。遂用山甲、皂刺、乳香、没药、粉草、连翘诸药迎而治之。服两剂仍分毫无效。浸至其疼彻骨，夜不能眠。踌躇再四，恍悟三七外敷，善止金疮作疼，以其善化瘀血也。若内服之，亦当使瘀血之聚者速化而止疼。遂急取三七细末二钱服之，约数分钟其疼已见轻，逾一分钟即疼愈强半矣。当日又服两次，至翌晨已不觉疼，肿亦见消。继又服两日，每日三次，其肿消无芥蒂。

案例辨析：

从张先生自治己病之论中可悟出三七之殊功，先生病右腮肿疼，首辨为风所袭，急服西药阿司匹林汗之。乃汗出已透，而肿疼依然。迟至翌晨，病又加剧，后又连用诸法皆不能效，再三思之恍悟三七之功效而用之，可见名医治病亦有思考、犹豫、失误、反复的过程，是为医者临证真实的写照。

若论医者自治己病，我生下即病白喉，经医救治得愈。少年时常病牙痛，青年时屡病胃痛，经自己于足三里穴位针灸并用方药而愈。三十岁后曾病指疔感染、腹部长痈疮、疟疾、内外痔疮、野猫咬伤、血脂高、血压高、甘油三酯高等症，皆曾自治，每有思考、犹豫、失误、反复的过程，此为医者所必须经历之过程，毋庸讳言。故现代有人说为医难，有不少医者，病自己所擅长之类病而不能愈之之论，也是事实。医者自处方药治己病，用药后的反应当心中明了。况古人有医不尝药服药则难明药性之论，神农尝百草才有《神农本草经》的问世，所以我对有人说医生自己还有那么多的病感到可笑，人食五谷，岂能无病？白求恩大夫是外科高手，最终还是于外科手术时感染致命。此当是一种自然规律，然而通过自治反而能摸索、积累经验是也。故曰知识在于勤奋，天才在于积累。

我于2007年春节后因食辛辣食物，数日后右腮侧肿连及牙龈，右侧上下各有两颗大牙活动，用手触之则晃动，用镜照之视右侧腮肿高出许多。求之牙医诊为牙龈炎，主张拔之，我明白自己素有痰湿，稍不注意即会上火，牙医诊断牙本身无病，故只诊为牙龈炎，我深知病始是右腮部内侧起一疱疮，故不听牙医之言，先服三黄片与三七末，数日有效但仍未能止，吃饭时右侧牙不能用力咀嚼，又加服西药甲硝唑片三日方肿消而愈。数月后又发，仍用上方三日效不佳，加服衡通解毒汤一服即效，方中大黄用至10克，三剂大效。然牙仍有活动，知自己为气血痰湿久郁之体，非短期所能根治，故又服衡通散多日方愈。

学生李洪波： 读张先生自治之案例，中西之法并用，尚有数次变换方药方治愈之过程。老师常述自己大半生经遇之病，每多感慨。如实讲述出来，与当时的思考、犹豫、失误、反复的过程，无疑是一种亲身体验与感受的再现，因此就显得极其可贵！我妈妈近日因蛀牙引发腮及一侧脸面肿至眼睑，我与其服衡通散原方，加金银花、白茅根、蒲公英、忍冬藤各30克，甲硝唑一片，每日三次，一日即痛减，我的姨丈加服安乃近片，三日肿亦大减，五日痊愈。安乃近片与阿司匹林同类，具有发表解汗的功效，即祛风清热，令邪外出，相当于中医之金银花、滑石、白茅根、蒲公英、忍冬藤等凉解发汗之功而简捷。我的思路是我妈妈为气血瘀滞之体，前些时患咽喉肿痛，服清热解毒类药不效，老师主张加服衡通散即效。此证虽为虫蛀，然导致风热肿痛即相当于老师所论之素有气血瘀滞者，复受外感之邪则气血瘀滞必重是也。张先生之右腮肿痛后用三七愈之，然不能说与前所服之清火、散风、活血消肿之药不无关系，当是先服数方皆将风、火散之大部，于瘀血之毒托之外出是三七之殊功，张先生论中有载。有是证用是药，我妈妈有风热毒邪故需用消散风热之金银花、滑石类药，故加用发表之西药安乃近片其效则速。有气血瘀滞证，故需加衡通散。有蛀牙，故用甲硝唑以治其厌氧菌之感染，此所以中西医结合，治标又治本之法也。

第九节　丹　毒

师承切要

师承切要者，师承张先生"丹毒"相关病论治之精要，以及自己领悟与运用张先生之学说及临床的心得体会，力求切中要点。张先生之《医学衷中参西录》中无"丹毒"专篇病名，然医方编中之"青盂汤"与治瘟疫瘟疹诸方论，"活络效灵丹"方论，"消乳汤"方治一切红肿疮疡，治疮科方论中之"内托生肌散"，药物编中之论生石膏、鲜小蓟、羚羊角、黄芪、天花粉、穿山甲、三七、鸦胆子等，治伤寒方、治温病方等及医论医案中皆有论及，读者宜细读之，教科书中医外科学论之甚详，读之与张先生论述相对应，再与我所倡之衡通法论验证之，即可明白急性之丹毒多为毒热入于营血，慢性之丹毒多为气血瘀滞兼夹而有所偏为病。于无字句处读书，触类旁通，用凉血解毒、疏通气血之衡通诸法治疗"丹毒"病，即西医学之急性网状淋巴管炎。

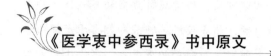

《医学衷中参西录》书中原文

瘟疫之证，虽宜重用寒凉，然须谨防其泄泻。若泄泻，则气机内陷，即无力托毒外出矣。是以愚用大剂寒凉，治此等证时，必分三四次徐徐温服下，俾其药力长在上焦，及行至下焦，其寒凉之性已为内热所化，自无泄泻之弊。而始终又须以表散之药辅之，若薄荷、连翘、蝉蜕、僵蚕之类，则火消毒净，疹愈之后亦断无他患矣。至若升麻、羌活之药，概不敢用。

李静讲记

张锡纯先生书中无"丹毒"专方论述，用中医辨证则有风热、湿热毒蕴与小儿之胎火蕴毒之分。临证于西医辨病时，再用中医辨证方可，且需明张先生用薄荷、连翘、蝉蜕、僵蚕之类，则火易消毒易净之论，偏于风热者用衡通清毒汤，偏于湿热者可用衡通湿毒汤法，湿热并重用衡通消风汤法。而羌活之药不可用，张先生之论可法，然于升麻一药，张先生之论需医者自验之。近代名医多有论升麻可凉血解毒者，我在临床于毒热重之需用犀角地黄汤之时，每用升麻、紫草、大青叶以代之，升麻独用亦常用至30～45克，每收佳效，不能因升麻其名而误认为其只有升提作用也！或加用羚羊角，寓解毒表散活血于一法可也。

临证要点

现代人病每应用抗生素，导致气滞血瘀血燥生风诸证，而中医临床治丹毒者以慢性为多，且大多为服用抗生素不效或效不佳者，中医若拘于病名仍只用清热解毒必不效，故中医之辨证论治，找出偏差纠正偏差，衡而通之就显得十分重要。

故每需用衡通法论，用衡通解毒汤、衡通消风汤及其他衡通诸汤，明白现代人多为气血瘀滞之体，明白现代人病丹毒因屡服抗生素用之即愈，停则复发之道理，明白求诊中医者风热、湿热症状多不明显是因屡用西药抗生素之理，进而找出偏差纠正偏差，辨证施治是为要点。

释疑解难

《医学衷中参西录》书中验案

族家婶母，年四旬，足大趾隐白穴处，忽然破裂出血，且色紫甚多，外科家以为疔毒，屡次服药不效。时愚甫习医，诊其脉洪滑有力，知系血热妄行，遂用生地黄两半、碎竹茹六钱，煎汤服之，一剂血止，又服数剂，脉亦平和。盖生地黄凉血之力，虽能止血，然恐止后血瘀经络致生他病，辅以竹茹宣通消瘀，且其性亦能凉血止血，是以有益而无弊也。

案例辨析：

张先生此案例为血热妄行，外科以为疔毒，屡次服药不效，先生诊其脉滑有力即知其系血热妄行，而用生地黄、竹茹愈之可谓药简效宏。先生且谓竹茹可宣通消瘀，且其性亦能凉血止血，可谓特识，此张先生于中药诸多药性与前人所论之不同之处也，医者宜细细领悟之。

2002 年曾治一四川男孩，年 17 岁，双下肢小腿肿胀疼痛且发热年余，在当地县医院就诊，医生说未见过此病，求诊于我。视其舌红紫、苔白腻、脉弦数，告知其母此证为丹毒，相当于西医之急性网状淋巴管炎、下肢淋巴水肿丝虫病，中医俗称"大脚风"，又名象皮腿。乃风湿热毒之邪导致气血痹阻而成也。西医所谓之丝虫病，即相当于中医之湿热毒邪也。视其体质尚可，处以衡通散毒汤方：炮山甲 12 克，皂角刺 12 克，三七粉 10 克（药汁送服下），瓜蒌皮 12 克，瓜蒌仁 18 克（打碎），天花粉 18 克，羚羊角 6 克，金银花 30 克，白茅根 30 克，蒲公英 30 克。鸦胆子仁 30 粒，装入空心胶囊内，分两次吞服。此方服一月，肿痛均减，带方回老家上学。

第十节　走黄与内陷

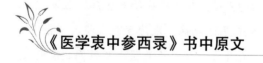

师承切要

师承切要者，师承张锡纯先生"走黄与内陷"论治之精要，以及自己领悟与运用张先生之学说及临床的心得体会，力求切中要点。张先生之《医学衷中参西录》中"论治疗宜重用大黄论""大黄扫妾汤"方论宜细细领会之。张先生之"大黄扫妾汤"用之得当，可一剂效，二剂愈病。书中治疮科方论中之"内托生肌散"，治气血瘀滞肢体疼痛方中之"活络效灵丹"，医论中之"论用药以胜病为主不拘分量之多少"，治阴虚劳热方中之"既济汤""来复汤"论，药物编中之论黄芪、生石膏、天花粉、地黄、大黄、三七、鸦胆子等及医论医案等论中皆有论及，读者宜细读之，结合中医外科学与诸家学说论述，广博见闻，于无字句处读书，触类旁通，用于治疗"走黄与内陷"即西医学之妾血症、败血症、脓妾血症。

《医学衷中参西录》书中原文

论治疗宜重用大黄（方论略）

护心至宝丹

治瘟疫自肺传心，其人无故自笑，精神恍惚，言语错乱。

生石膏一两（捣细），人参二钱，犀角二钱，羚羊角二钱，朱砂三分（研细），牛黄一分（研细）。

将药前四味共煎汤一茶盅，送服朱砂、牛黄末。此证属至危之候，非寻常药饵所能疗治。故方中多用珍异之品，借其宝气以解入心之热毒也。瘟疫之毒未入心者，最忌用犀角。而既入心之后，犀角又为必须之药。瘟疫之毒，随呼吸之气传入，原可入肺。心与肺同居膈上，且左心房之血脉管与右心房之回血管，又皆与肺循环相通，其相传似甚易。而此证不常有者，因有包络护于心上代心受邪，由包络下传三焦，为手厥阴，少阳脏腑之相传，此心所以不易受邪也。愚临证二十余年，仅遇一媪患此证，为拟此方，服之而愈。

来复汤

治寒温外感诸证，大病瘥后不能自复，寒热往来，虚汗淋漓；或但热不寒，汗出而热解，须臾又热又汗，目睛上窜，势危欲脱；或喘逆，或怔忡，或气虚不足以息，诸证若见一端，即宜急服。

萸肉二两（去净核），生龙骨一两（捣细），生牡蛎一两（捣细），生杭芍六钱，野台参四钱，甘草二钱（蜜炙）。

萸肉救脱之功，较参、术、芪更胜。盖萸肉之性，不独补肝也，凡人身之阴阳气血将散者，皆能敛之。故救脱之药，当以萸肉为第一。而《神农本草经》载于中品，不与参、术、芪并列者，窃忆古书竹简韦编，易于错简，此或错简之误欤！凡人元气之脱，皆脱在肝。故人虚极者，其肝风必先动，肝风动，即元气欲脱之兆也。又肝与胆脏腑相根据，胆为少阳，有病主寒热往来；肝为厥阴，虚极亦为寒热往来，为有寒热，故多出汗。萸肉既能敛汗，又善补肝，是以肝虚极而元气将脱者服之最效。愚初试出此药之能力，以为一己之创见，及详观《神农本草经》山茱萸原主寒热，其所主之寒热，即肝经虚极之寒热往来也。特从前涉猎观之，忽不加察，且益叹《神农本草经》之精当，实非后世本草所能及也。又《神农本草经》谓山茱萸能逐寒湿痹，是以本方可用以治心腹疼痛。曲直汤用以治肢体疼痛，以其味酸能敛。补络补管汤，用之以治咳血吐血。再合以此方重用之，最善救脱敛汗。则山茱萸功用之妙，真令人不可思议矣。

李静讲记

走黄与内陷为外科之急危重症。外科学上诸法可为详备，知其常法是医者所必备。不知其常，何能知变？读外科学与张锡纯先生之论治疮疡之论，方明走黄者，阳疮"发"之也，内陷者，阴疽内陷"发"之也！阳盛之疔、痈"发"为走黄，阴衰之疽"发"为内陷。走黄是因毒盛致病"发"，内陷是因虚致病"发"。此走黄与内陷之不同之处也。走黄毒盛者，凉其血，清其毒，顾其阴，邪去则正安！内陷为正虚邪盛，所以又分火陷、干陷、虚陷，顾名思义，则内陷为正虚邪陷之重者也！

衷中参西者，中西结合也。邪盛者攻之，用消法、清法、散法，兼顾其虚。正虚者，用补法、托法，兼用清法、消法、散法，养正则积自除！

临证时用西医辨病、中医辨证，标本同治，中西结合其效当佳。走黄者可攻之，则衡通法之衡通清毒汤、衡通解毒汤、衡通散毒汤、衡通扫毒汤对证选用之。内陷者需补之托之温之养之，则衡通法之衡通益气汤、衡通托毒汤、衡通回阳汤、衡通温通汤、衡通滋阴清燥汤随证选用之。抓主证，用对证之药一二味，再佐以补益之药组方，此即找出偏差，衡而通之之法也！

临证要点

走黄与内陷是中医外科的危急病证，相当于西医的全身性化脓性感染。均是疔、疖、痈、疽等感染性疾病的火热毒邪不能内消或随脓而外解，反而客于营血，内陷脏腑，引起的严重的全身性中毒症状。在治疗上，二者均应行中西医结合治疗。中医治法，必须抓住"火毒"为患这一特点，在施治中始终注意消除火毒之邪；而内陷多因"虚"引起，因而在辨治中始终要注意扶正祛邪。张先生之扫毒汤法适于走黄，而重用山萸肉之来复汤则为治内陷之法，我所倡之衡通诸法实是从张先生论中悟出，对证选用，特别是张先生之"论用药以胜病为主不拘分量之多少"，要能领悟发挥。

释疑解难

1981年，邻居高姓老伯，年66岁，夏日被蚊子叮咬，左上臂起一有头小疖疮，向我求一张贴疮膏药贴之，我视其红肿且有头，告之不可贴，膏药贴之毒反而无法外泄。高老伯不高兴而去。次日再来，视其整个上臂红肿，其自诉去别处买的膏药贴上，一夜即肿至如此之重，说悔不该不听劝。我告知其为毒邪入内，恐怕有毒入血分之可能，极易形成败血症，劝其服中药散毒汤与扫毒汤，高老伯不以为意，且又嗜酒，终至发展成败血症，去医院用抗生素治之。出院后不久于背心处长一大疮，又去大医院住院，也曾开刀，竟至不治，殊为可惜。当时我年近三十，病家于我不敢相信，认为去大医院医治为好，结果不救。

学生李洪波：蚊虫叮咬竟致送命，西药抗生素与手术开刀为何未能救治？用衡通散毒汤与衡通托毒汤当为可愈之病，而西医竟未能治愈之，老师以为是何故？

李静：此证因为是邻居，故至今记忆犹新。高老伯当时自认为是一小疖疮，小膏药一贴可愈之。其不知嗜酒之人体内素有积热，而其为有头疖疮，尤忌贴膏药，即所谓"闭门逐寇"，使毒无路可出，反而令毒陷入内也。其如能信我之言，服用散毒之药，或用刺血放毒法放出毒液，不致毒入血分"走黄"而成败血症。其先住院用抗生素愈之，出院后复又饮酒，而致背心处又起一疮，其名"搭背疮"。俗语说疮怕无名，病怕有名即是此理。其开始可谓是疮怕无名，因为只是蚊虫叮咬发炎，上肢红肿，其认为体颇壮实，故不以为意。先住院诊为败血症即是走黄，应用抗生素曾一度愈之，然其体内瘀积之毒未能得出，后因嗜酒导致复发，且又为背心处，是谓病怕有名也！有名者，"搭背疮"也！西医用抗生素不能说不对症，然毒之瘀积致气血耗损过甚，气血运行不畅，只用抗生素未能将其瘀滞之毒逐出体外，终毒陷入心，"内陷"而不救。

学生李洪波： 高老伯蚊虫叮咬为何会发展至毒陷攻心之搭背疮呢？

李静： 张锡纯曾论体内素有积热者，复感外感之热其热必益重，高老伯因嗜酒多年，体内素有积聚之湿毒，复感蚊虫叮咬，又用膏药贴盖之，令毒不得外出，导致蚊虫之毒与体内蕴藏积聚之毒益发加重，故次日即上肢肿胀若斯，后虽用抗生素消散之，然其体内积聚之毒终未能散尽，复又饮酒导致"搭背疮"出，此即中医以部位命名之妙，"搭背疮"者，背心之处也。俗语说前心深似井，后心薄如饼。其后心处即反手搭背之处也。实则是心内之毒外出之征，亦毒陷入心之表现也。毒既攻陷入心，仍只用抗生素和手术，为只治其标，未治其本也！何者？毒陷攻心者，可导致气血瘀阻，心血内瘀毒非徒用抗生素所能清之散之者也。若结合中医辨证论治，解毒护心，散瘀托毒，益气通络方可能救之。然其只用西医对症治疗，有炎症则用抗生素，有疮疡则用手术，总不能将其瘀毒清化散托之，是西医之理论如此，此亦张锡纯先生所论之西医只能验出贫血，不能验出贫气之说。实则是瘀毒攻陷入心，绝非西药之抗生素所能胜任，也绝非中药清热解毒，或用手术所能解决的。

气虚、气郁、气滞、气结、气血瘀滞皆是西医查不出来的，气虚、气郁、气滞、气结均可导致气血瘀滞，进而产生气化不通的功能性病变，甚至器质性病变直至恶变。故我常说中医古有"疮怕无名，病怕有名"之说。即是说如外科病之疮疡类，实则包括现在之癌瘤类病，查不出来即确诊不了是何病证才是可怕的。病怕有名是指病已确诊了，有名的病如癌症、结核病，包括中医外科之"搭背疮""疔疮走黄""银屑病"等，这类有名的病虽然确诊了，但现在仍没有特效的方法和特效的药物来治疗，所以才叫作病怕有名，因为有名的病都是难治的病。

中医外科包括西医学之皮肤科，历来就有四大难证之说，即牛皮癣、白癜风、鱼鳞病、鹅掌风。有名的病即是难治的病。中医采用传统之治疗法，即消、托、补的方法。消者消散之意，托法为托毒外出，补法适用于虚者。而我在临床上对久病必瘀之说，甚为重视，每采用衡通法，即传统八法之外的衡通法，找出偏差，纠正偏差，以求人体平衡，即是从整体观念出发，通而衡之之大法也。此即中医辨证论治的长处，实亦是师承中医学习运用中医治法之捷径也！

学生李洪波：疔疮走黄即毒陷入心，相当于西医学之败血症，而张锡纯先生之论治疗宜重用大黄之论，一剂效，二剂愈病，则远胜过西医打针输液。我辈如能运用得宜，则为医学之幸。老师于衷中参西之论，博采众长，发扬光大张先生之衷中参西论点。而老师自患指疗感染，自疗之则自感受之，一夜即将痛胀红肿甚重之手指破损、石灰感染毒重之烂疔治愈，实为有胆识者也！又服张先生大黄扫毒汤一二剂，故当为万无一失也！

第十一节　瘰　疬

师承切要

师承切要者，师承张锡纯先生"瘰疬"论治之精要，以及自己领悟与运用张先生之学说及临床的心得体会，力求切中要点。张先生之《医学衷中参西录》中治疮科方中之"消瘰丸""消瘰膏"可治此证之重证，即为治瘰疬之专篇。"内托生肌散""化腐生肌散""活络效灵丹""资生通脉汤"方论可用于此证，为变法与巧法。药物编中之牡蛎、生山药、生水蛭、乳香、没药等及医论医案等论中皆有论及，张先生论生水蛭化坚和之瘀血运用，一改前人制而用之之法，实为发前人所未发，读者宜细读之。现代人病此证，多用西医法治之，如能用中医治其本，西医治其标，其病愈当速！故于无字句处读书，触类旁通，可用衷中参西法治疗"瘰疬"即西医学之颈部淋巴结结核，当可明白中西结合比单用西药或中药均要好得多矣！

《医学衷中参西录》书中原文

消瘰丸

治瘰疬

牡蛎十两，生黄芪四两，三棱二两，莪术二两，朱血竭一两，生明乳香一两，生明没药一两，龙胆草二两，玄参三两，浙贝母二两。

上药十味，共为细末，蜜丸桐子大。每服三钱，用海带五钱，洗净切丝，煎汤送下，日再服。

瘰疬之证，多在少年妇女，日久不愈，可令信水不调，甚或有因之成劳瘵者。其证系肝胆之火上升，与痰涎凝结而成。初起多在少阳部位，或项侧，或缺盆，久则渐入阳明部位。一颗垒然高起者为瘰，数颗历历不断者为疬。身体强壮者甚易调治。

牡蛎：味咸而涩，性微凉。能软坚化痰，善消瘰疬，止呃逆，固精气，治女子崩带。《神农本草经》谓其主温疟者，因温疟但在足少阳，故不与太阳相并为寒，但与阳明相并为热。牡蛎能入其经而祛其外来之邪。主惊恚怒气者，因惊则由于胆，怒则由于肝，牡蛎咸寒属水，以水滋木，则肝胆自得其养。且其性善收敛有保合之力，则胆得其助而惊恐自除，其质类金石有镇安之力，则肝得其平而恚怒自息矣。至于筋原属肝，肝不病而筋之或拘或缓者自愈，故《神农本草经》又谓其除拘缓也。

牡蛎所消之瘰疬，即《神农本草经》所谓鼠瘘。而其所以能消者，非因其咸能软坚也。盖牡蛎之原质，为碳酸钙化合而成，其中含有沃度（亦名海典），沃度者善消瘤赘瘰之药也（医方篇消瘰丸下附有验案可参观）。

直隶青县张某来函：

侄女某，已于归数载，因患瘰疬证成痨，喘嗽不休，或自汗，或心中怔忡，来函索方。余揣此系阴分亏损已极所致。俾先用一味薯蓣饮，每日用生怀山药四两，煮汁两大碗，当茶频频温饮之。不数剂，喘定汗止，咳嗽亦见轻。继又兼服薯蓣粥，作点心用之，渐渐痊愈。

🌸 李静讲记

瘰疬病早年临床多见，现代随着抗生素、抗结核药物的应用，临证所见大为减少。张先生论曰其证系肝胆之火上升，与痰涎凝结而成。初起多在少阳部位，或项侧、或缺盆，久则渐入阳明部位。一颗垒然高起者为瘰，数颗历历不断者为疬。身体强壮者甚易调治。创消瘰丸以治此证，主用牡蛎、海带，以消痰软坚，为治瘰疬之主药，恐脾胃弱者，久服有碍，故用黄芪、三棱、莪术以开胃健脾（三药并用能开胃健脾，十全育真汤下曾详言之），使脾胃强壮，自能运化药力，以达病所。且此证之根在于肝胆，而三棱、莪术善理肝胆之郁。此证之成，坚如铁石，三棱、莪术善开至坚之结。又佐以血竭、乳香、没药，以通气活血，使气血毫无滞碍，瘰疬自易消散也。而犹恐少阳之火炽盛，加龙胆草直入肝胆以泻之，玄参、贝母清肃肺金以镇之。且贝母之性，善于疗郁结利痰涎，兼主恶疮。玄参之性，《名医别录》谓其散颈下核，《开宝本草》谓其主鼠瘘，二药皆善消瘰疬可知。血竭，色赤味辣。色赤故入血分，味辣故入气分，其通气活血之效，实较乳香、没药为尤捷。

诸书皆有载用紫草、海参可愈之者，然皆为治证之轻者，而张先生之消瘰丸为治此证之重者，且可治其坚如铁石者，其所用之方药配伍得当，实为经验有效之方也。书中验案因此证致成痨者，用一味山药饮即可愈之，是用方用药之巧也！并论牡蛎咸能软坚之原理，是张先生于中西理论并重，研究药性之理，临床注重务实，讲究实效，将验之屡效之方药写之于书，永传后世，功不可没也。

临证要点

瘰疬相当于西医的颈部淋巴结结核。其临床特点是：多见于体弱儿童或青年，好发于颈部及耳后，起病缓慢，初起时结核如豆，皮色不变，不觉疼痛，逐渐增大，并可串生，溃后流脓清稀，夹有败絮样物质，往往此愈彼溃，形成窦道。本病应与瘿核、失荣相鉴别。此证需辨病外再加辨证，气滞痰凝证属实，治宜疏肝化痰，方用逍遥散合二陈汤加减；阴虚火旺属虚证，治宜滋阴降火，方用六味地黄汤合清骨散加减；而气血两虚证，治宜益气养血，方用香贝养荣汤加减。临证多配合运用外治疗法和抗痨治疗。临证需辨其所偏，找出偏差纠而正之。因虚致病者，用多补少攻法，用张先生之十全育真汤，养正则积自除。因瘀致病者，用消散法，则用消瘰丸法，邪去则正安是也。

释疑解难

《医学衷中参西录》书中案例

天津陈氏女，年十七岁，经通忽又半载不至。

病因 项侧生有瘰疬，服药疗治，过于咸寒，致伤脾胃，饮食减少，遂致经闭。

证候 午前微觉寒凉，日加申时，又复潮热，然不甚剧。黎明时或微出汗，咳嗽有痰，夜间略甚，然仍无妨于安眠。饮食消化不良，较寻常减半。心中恒觉发热思食凉物，大便干燥，三四日一行。其脉左部弦而微硬，右部脉亦近弦，而重诊无力，一息搏逾五至。

诊断 此因饮食减少，生血不足以致经闭也。其午前觉凉者，其气分亦有不足，不能乘阳气上升之时而宣布也。至其晚间之觉热，则显为血虚之象。至于心中发热，是因阴虚生内热也。其热上升伤肺易生咳嗽，胃中消化不良易生痰涎，此咳嗽又多痰也。其大便燥结者，因脾胃伤损失传送之力，而血虚阴亏又不能润其肠也。左脉弦而兼硬者，心血虚损不能润肝滋肾也。右脉弦而无力者，肺之津液胃之酸汁皆亏，又兼肺胃之气分皆不足也。拟治以资生通脉汤，复即原方略为加减，俾与证相宜。

处方 白术三钱（炒），生怀山药八钱，大甘枸杞六钱，龙眼肉五钱，生怀地黄五钱，玄参四钱，生杭芍四钱，生赭石四钱（轧细），当归四钱，桃仁二钱，红花钱半，甘草二钱，共煎汤一大盅，温服。

复诊 将药连服二十余剂（随时略有加减），饮食增多，身形健壮，诸病皆愈。唯月信犹未通，宜再注意通其月信。

处方 生水蛭一两（轧为细末），生怀山药半斤（轧为细末）。每用山药末七钱，凉水调和煮作茶汤，加红蔗糖融化，令其适口，以之送服水蛭末六分，一日再服，当点心用之，久则月信必通。

效果 按方服过旬日，月信果通下，从此经血调和无病。

方解 水蛭《神农本草经》原无炙用之文，而后世本草谓若不炙即用之，得水即活，殊为荒唐之言。尝试用此药，先用炙者无效，后改用生者，见效甚速。其性并不猛烈，唯稍有刺激性。屡服恐于胃不宜，用山药煮粥送服，此即《金匮》硝石矾石散送以大麦粥之义也。且山药饶有补益之力，又为寻常服食之品，以其粥送水蛭，既可防其开破伤正，且又善于调和胃腑也。

案例辨析：

学生江植成：张锡纯先生用此资生通脉汤略为加减，并未用一般消瘰疬之方药，即可治瘰疬之兼痨病，是为治本之法，与消瘰丸所治之证全然不同，可证中医有是证用是法，治病求本之理。很难想象得到治结核病只用资生通脉汤略加化瘀之药即可愈病，中医之整体观念、辨证论治如能运用自如，自当如此也！

李静：瘰疬病气滞痰凝证治用疏肝养血，健脾化痰，方用逍遥散合二陈汤加减。阴虚火旺治用滋阴降火，方用六味地黄汤合清骨散加减。气血两虚溃后或经切开后脓出清稀，淋漓不尽，或夹败絮样物，创面灰白，形成窦道，不易收口；兼见面色苍白，头晕，精神疲乏，胃纳不香，舌质淡红，苔薄，脉细弱，治用益气养血，方用香贝养营汤加减与外用诸法为常法。张先生之消瘰丸之变通用法为兼备法，用资生通脉汤治瘰病之本为巧法，为瘰病内治养正则积自除之法。若极虚之人病瘰病，不加辨证，仍用攻散消伐之治法是如打阵地战，必将正气不支，与西医只用抗结核药同样道理，只会是愈治愈虚也，然医者如张先生之水平者能有几何？此证若早以散邪散毒之药与扶正益气之药同用之，则邪去而正不致伤，乃为永立不败之地之法也！

　　近治张姓男，年36岁，双耳后各长一半个鸡蛋大的肿块，至今已22年，起于病肾小球肾炎后。现仍有增长的趋势，虽无疼痒，然有碍观瞻。曾多次去医院检查，验血有嗜酸粒细胞增高，余无异常，疑为淋巴结囊肿。曾服激素类药稍有消减，但再服则不效，停药则仍增长。遍求名医不能确诊手术与否。淋巴结者，类似于中医之经络也。嗜酸粒细胞增高异常者，相似于中医之风湿痹证而有肿瘤之虞也。来诊视其面似满月，当为服用激素之故。舌紫淡，苔白腻滑略燥，脉弦硬且大。似此疑难奇症，治之不易。疑者，西医之辨病明察秋毫，尚且不能确诊其是淋巴结囊肿？还是淋巴结瘤？故未予以手术是为疑。难者，手术之既不妥，服药难以消散是也。而奇者，是双耳对称各长一同样的肿物，又似耳后长耳，是谓奇。

　　近代名医朱进忠曰："凡久治不愈和前人缺乏恰当治疗方法的疾病，即为疑难病症。这些疾病，既有中医、西医认为非常多见，乍看起来又比较容易治愈，甚或不治自愈的病症，又有西医、中医都认为较少见，前人缺少特效疗法，或虽然临床非常多见，但无有效治疗方法，或症状极其繁杂，或症状极其缺少，而又难于确定病名、病因、病位的疾病。在这些众多的常见疾病中，既有内科常见病、多发病，又有妇科、眼科、皮科、外科、五官科的常见病、多发病，这些疾病虽然比较多见，可偏偏存在的问题也最多，有的患者竟辗转于中西医之间数月、数年，甚至数十年，而始终不效，或虽暂时有效却长期缠绵于病榻之上，有的甚至转化为更加严重的疾病而死亡。在少见或虽然比较多见，但缺乏恰当治疗方法的疾病中，既有内科的少见病、不治病，又有妇科、眼科、皮科、外科、儿科、五官科的少见病、不治病。这些疾病有的辗转于中西医之间数月、数年，而均说没有好的治疗方法，有的仅仅给些安慰剂，有的给一些剧毒药而使患者丧命于毒药之下。在症状非常繁杂或症状并非少见的疾病中，有的因为目前科学发展水平的限制而无法确定诊断，有的则因过多或过少的症状叙述而难于按照目前通用的一些辨证方法去辨证论治。"

名老中医俞长荣曰： "有一定临床经验的中医，或多或少都会遇到疑难奇症，临床实践越多，接触疑难奇症的机会就越多。所谓疑，不外是病情比较复杂，阴阳表里交错，寒热虚实混淆，以致真假莫辨；所谓难，除辨证方面的扑朔迷离之外，还有一部分是目前尚缺乏理想的治疗方法；所谓奇，无非是病例罕见而已。总之，疑难奇症仅仅是因为人们还没有，或不完全掌握它们的发生和发展规律，因此在认识上感到迷惑，处理时感到棘手。一旦掌握了辨证和治疗的客观规律，也就无所谓疑难与奇了。"

而此证既为疑，则手术未可，服激素亦未可，一般治法则更不可。难即在于手术不可，服药又难以消散。奇即在于双耳后各长一肿物，不断增长。既为疑难奇症，治之必难，然理不能不论。从中医整体角度来论，此证属风痰湿燥瘀结于经络而成。从其服过激素药似稍有效即可证明。西医未予以手术是疑其为淋巴系统病变，似与中医之经络气血因风痰湿毒邪积结瘀滞相类。故与患者相商，此证既非结核之瘰疬，亦非气瘤、血瘤、筋瘤、肉瘤，亦非瘿类，更非疮与痈疽类，乃属风痰湿燥毒邪积结瘀滞之肿物，既能积结之，当亦能散之。然病已二十余年，非短期可消，需论持久战方可。中医辨证既为失衡，找出偏差，即可令其衡，然需时日而已。今与疏通气血、祛湿消风散结化痰之衡通散结散加减，先服二月当有变化。与服衡通散方，方中三七倍用之，加滑石。

复诊： 二月服完，视其耳垂肿亮，肿物似有肿大而面容却清秀许多。视其舌之苔腻与燥均消，是为湿痰燥消散之征。患者既疑病之变，又颇信药后之变，并求将药力加重。思之只用此散剂似嫌药力缓，然服药后的变化又似病邪外透欲通之故。颇与朱良春老师所论顽痹证治"持重与应机"相符："临床上，在辨证无误的情况下，用药后可出现三种治疗反应，一是药后症减，二是药后平平，三是药后症剧。对于第一种情况，守方较易；对于第二种情况则守方较难，往往求效心切而改弦易辙；对于第三种情况则守方更难，往往遇此迷茫不解，杂药乱投。对药后症减者，不能简单地守方续进，而要根据某些症状的消退及主要病理变化的突出，进行个别药物的调整或次要药物的取舍，但基本方药不应有大的变化。对于药后平平者，多是症重药轻而致，虽守原方，然须重其制而用之（或加重主药用量，或再增主病药物），集中优势以攻顽克坚。药后症剧者，乃药力生效，外邪欲透之故，可守方续进，以待佳效。大量临床事实可证明此论。"

而此证服衡通散后的变化，似为外邪欲透，又思曾用衡通散愈数例此类囊肿患者，均服一月即有效，而此证病程太长，故以二月为期，现服药二月后面容清秀，为激素撤减后的表现，舌质舌苔之变化亦证湿燥已减，然而风痰湿燥瘀滞之结欲散未散之时，当师原意重其制治之。又思曾重用皂角刺月余治愈鼻息肉重证，鼻息肉亦肿物也。此证既为气血瘀滞经络瘀结，当师张锡纯先生意，通其经络之瘀滞，方用活络效灵丹合理冲汤之意组方加味，重用皂角刺。

衡通通络散结汤

当归、丹参、乳香、没药各 15 克，皂角刺 50 克，炮山甲 12 克（打碎），黄芪 30 克，黑附片 12 克，三七末 10 克（药汁送服下），党参 18 克，三棱、莪术各 10 克。瘀血坚甚加生水蛭 10 克。嘱服 30 剂以观其效。

从此证可验证医患配合之必要，病家只欲速效者，则此病无从论治也。因此，治病确如打仗，似此病 22 年之久，绝非短期所能愈者，久病顽疾之积结既坚，消散之必需时日，辨证施治，守法守方极为重要。而病家有坚定的信念，坚持服药治疗亦是成功的关键。

第十二节　流　痰

师承切要

师承切要者，师承张锡纯先生"流痰"论治之精要，以及自己领悟与运用张先生之学说及临床的心得体会，力求切中要点。流痰中医又称"骨痨"或"疮痨"。张先生之《医学衷中参西录》中无"流痰"专篇论治，然治阴虚劳热方中之"资生汤""十全育真汤"诸方论，治肺病方中之"清凉华盖饮"方论，服食松脂法论，疮科方中之"消瘰丸""消瘰膏""化腐生肌散""内托生肌散""活络效灵丹"方论，药物编中蝎子、蜈蚣、鹿角胶、穿山甲、生鸡内金、乳香、没药、生山药等及医论医案等论中皆有论及，读者宜细读之。于无字句处读书，触类旁通，辨证施治，中西结合，用张先生治阴虚劳热诸方论与犀黄丸方论，用于治疗"流痰"，即西医学之骨与关节结核。

《医学衷中参西录》书中原文

清凉华盖饮

治肺中腐烂，浸成肺痈，时吐脓血，胸中隐隐作疼，或旁连胁下亦疼者。

甘草六钱，生明没药四钱（不去油），丹参四钱，知母四钱，病剧者加三七二钱（捣细送服）。脉虚弱者，酌加人参、天冬各数钱。

肺痈者，肺中生痈疮也。然此证肺中成疮者，十之一二，肺中腐烂者，十之八九。故治此等症，若葶苈、皂荚诸猛烈之药，古人虽各有专方，实不可造次轻用，而清火解毒化腐生肌之品，在所必需也。甘草为疮家解毒之主药，且其味至甘，得土气最浓，故能生金益肺，凡肺中虚损糜烂，皆能愈之。是以治肺痈便方，有单用生粉草四两煎汤，频频饮之者。而西人润肺药水，亦单有用甘草制成者。特其性微温，且有壅滞之意，而调以知母之寒滑，则甘草虽多用无碍，且可借甘草之甘温，以化知母之苦寒，使之滋阴退热，而不伤胃也。丹参性凉清热，色赤活血，其质轻松，其味微辛，故能上达于肺，以宣通脏腑之毒血郁热而消融之。乳香、没药同为疮家之要药，而消肿止疼之力，没药尤胜，故用之以参赞丹参，而痈疮可以内消。三七化瘀解毒之力最优，且化瘀血而不伤新血，其解毒之力，更能佐生肌药以速于生肌，故于病之剧者加之。至脉虚者，其气分不能运化药力，方虽对证无功，又宜助以人参。而犹恐有肺热还伤肺之虞，是以又用天冬，以解其热也。

十全育真汤（方略）

药性之补、破、寒、热，虽有一定，亦视乎服药者之资禀为转移。尝权衡黄芪之补力，与三棱、莪术之破力，等分用之原无轩轾。尝用三棱、莪术各三钱，治脏腑间一切癥瘕积聚，恐其伤气，而以黄芪六钱佐之，服至数十剂，病去而气分不伤，且有愈服而愈觉强壮者。若遇气分甚虚者，才服数剂，即觉气难支持，必须加黄芪，或减三棱、莪术，方可久服。盖虚极之人，补药难为攻，而破药易见过也。若其人气壮而更兼郁者，又必须多用三棱、莪术，或少用黄芪，而后服之不至满闷。又尝权衡黄芪之热力，与知母之寒力，亦无轩轾，等分用之可久服无寒热也（此论汤剂作丸剂则知母寒力胜于黄芪热力）。而素畏热者，服之必至增热，素畏寒者，服之又转增寒，其寒热之力无定，亦犹补破之力无定也。故临证调方者，务须细心斟酌，随时体验，息息与病机相符，而后百用不至一失也。

蝎子解

蝎子：色青，味咸（本无咸味，因皆腌以盐水，故咸），性微温。

善入肝经，搜风发汗，治痉痫抽掣，中风口眼歪斜，或周身麻痹，其性虽毒，转善解毒，消除一切疮疡，为蜈蚣之伍药，其力相得益彰也。此物所含之毒水即硫酸也，其入药种种之效力，亦多赖此。

李静讲记

流痰与西医之骨关节结核相对应，中医称其为"骨痨"，是指局部之病变，故又称"疮痨"。故治此证，当细读张锡纯先生之治阴虚劳热方之"十全育真汤"诸方论，治肺病方"清凉华盖饮"与"犀黄丸"方论可为治流痰之大法。于体不虚者，西药之抗痨药用之可，如再能用张先生之意，找出体内偏差，治病求本，即为明白中医整体观念为治病求本。即是说需多问一个为什么会病此"流痰"，即西医之骨结核。西医之抗结核药在结核病防治上的作用有目共睹，然为何久病不愈，元气大伤的大有人在？正气虚弱不胜攻伐也！如果能明白"流痰"为何致病，明白气虚血瘀而滞是流痰的成因，则明白抗结核药只能治其标，不能治其本，即只能治其然，不能治其所以然之道理。

既明此理，当明病属阳虚痰凝，患部隐隐作痛，不红不热，肿胀不显，继而关节活动障碍，动则痛甚；伴神疲乏力，食欲减退，畏寒肢冷；舌淡红，苔薄白，脉沉细无力。西医辨病属骨结核病是无疑，中医再辨证分析当属阳气不足，气血亏损，风寒痰浊之邪乘虚侵入筋骨，使骨骼气血失和，寒痰凝集，瘀阻不通，故患处隐痛致功能活动障碍；气血不足，阳气虚弱，故神疲乏力，畏寒肢冷；舌质淡红、苔薄白、脉沉细无力为阳虚之象。治法当益肾温经，散寒化痰。方用阳和汤加减是为常法。若病久者用张先生之托毒汤、活络效灵丹，或用衡通回阳汤、衡通温通汤是为变法。

因痰化热酿脓，局部肿胀明显，肤色转红，脓肿形成，按之应指；身热朝轻暮重；舌质红、苔薄黄、脉弦细数。辨证分析属风寒痰湿之邪蕴久化热，热邪蚀骨腐肉而成脓肿；精气不足，故虽已化热，而呈潮热；舌红、苔薄黄、脉弦细数为阴虚内热之象。治法当育阴清热，托毒透脓。方用托里消毒散加减是为常法，病久气滞血瘀者用消乳汤、活络效灵丹之意，即衡通托毒汤加减的变通法。

病属阴虚火旺者，破溃后流脓稀薄，夹有败絮样物，形成窦道；伴午后潮热，颧红，夜间盗汗，口燥咽干，食欲减退，心悸失眠；舌红、少苔、脉细数。辨证分析属素体精气亏损，病后蕴热伤阴，溃后流脓耗伤阴血，皆可致阴液亏损，阴虚生内热，故见午后潮热，夜间盗汗，口燥咽干；舌红、少苔、脉细数为阴虚火旺之象。治法用养阴除蒸。方药用清骨散加减亦为常法。用张先生"资生汤"重用生山药是为变法，若有气血瘀滞合用衡通滋阴汤法是为巧法也！

临证要点

流痰相当于西医的骨与关节结核病。其特点是：好发于骨与关节，初起不红不热，化脓迟缓，脓水清稀并夹有败絮样物，溃后不易收口，易成窦道，常可损筋伤骨而致残废，甚则危及生命。应与附骨疽、流注、历节风相鉴别。临证以阳虚痰凝证、化热酿脓证、阴虚火旺证为多见，若为气滞血瘀诸阴虚、阳虚与化热酿脓证兼夹者，则可用张先生之"活络效灵丹"或王洪绪"犀黄丸"方之意，找出偏差纠而正之，用衡通法，随证施治，灵活加减运用组方为要。

案例辨析：

《医学衷中参西录》书中验案

奉天宿某之兄，年近五旬，素有肺病。东人以为肺结核，屡次医治皆无效。一日忽给其弟来电报，言病势已重，催其速还。宿某因来院中，求为疏方，谓前数日来信言，痰嗽较前加剧，又添心中发热，今电文未言及病情，大约仍系前证，而益加剧也。夫病势至此，诚难挽回，因其相求恳切，遂为疏方：玄参、生山药各一两，而佐以川贝、牛蒡、甘草诸药。至家将药煎服，其病竟一汗而愈。始知其病之加剧者，系有外感之证。外感传里，阳明燥热，得凉润之药而作汗，所以愈也。其从前肺病亦愈者，因肺中之毒热随汗外透，暂觉愉快，而其病根实犹伏而未除也。后旬余其肺病复发，咳嗽吐痰腥臭。宿某复来询治法，手执一方，言系友人所赠，问可服否。视之林屋山人犀黄丸也。愚向者原拟肺结核可治以犀黄丸，及徐氏所论治肺痈诸药。为其价皆甚昂，恐病者辞费，未肯轻于试用。今有所见与愚同者，意其方必然有效。怂恿制其丸，服之未尽剂而愈。

释疑解难

骨与关节结核，中医称为流痰。张先生书中数次倡用林屋山人犀黄丸治之，现代中医于此药应用越来越少，因该药制之非易，市面上只有四川阿坝州一药厂生产，故我每遇此证即令患者自购服之。中成药于现代急需改革即在于此，犀黄丸主治范围甚广，但成药说明书上论治甚少，而医生自制一属不易，二则有违规范。中医的路越走越窄，此亦为一大主因。此结核病张先生尚虑其价昂，与现代患者认为中药皆为不值钱的草药大相径庭，故为医难，为现代中医更难！

我出生后我的母亲腰部长一疮，父亲为其治疗二年始愈。我 8 岁时，母亲即病故，父亲说母亲死于痨病，那年是 1960 年，正是国家困难时期。后来我立志学医，古人云：不为良相，便为良医。父辈希望我能成为一名医生，说自己治不好母亲的病是一大遗憾。我想自己如果能成为一个能解除患者痛苦的医生，如果能成为一方名医，在中医学术上有所建树，乃不枉人生一世。成年后读诸医书渐多，方悟母亲之病是阴疮，又叫"骨痨"，即现代之骨结核，气血大亏，所以愈之也慢，愈后复发不治。若在现代，结合张先生之衷中参西，以中为主，用张先生治阴虚劳热诸方论与徐灵胎论犀黄丸之论，当为可愈之病是也！

第二章 乳房疾病

　　临证所见，乳房病诸证皆有不同程度的气滞血瘀征象，故临证每需辨证论治兼顾其气血瘀滞为要。青少年女性，多因后天脾胃不足而致，故治当补益脾胃，兼以疏通气血。中青年女性则多为肝郁气滞而血瘀，故治当疏肝气、化瘀滞积结为要点。而老年女性则多为肾气虚衰，气血瘀滞则更可致虚，故当补益肾气兼以疏通气血为要。

　　乳房疾病以妇女患者占绝大多数，其发生与肝、胃二经以及肾经、冲任二脉关系最为密切。常见病因病机包括肝胃蕴热、肝气郁结、肝肾不足和阴虚痰凝等。而诸般证型均可有不同程度的气血瘀滞症状，故当辨证施治。有是病用是法，有是证用是方，有是证用是药。常用的检查方法包括望诊、触诊、X线检查、活体组织检查等，尤以乳房的触摸检查最为重要。治疗以理气通络为常用法则，而常用治法有疏表清热、清热解毒、托里透脓、解郁化痰、调理冲任和补益扶正等，并酌情选用敷贴和手术等外治疗法。

第一节　乳　痈

师承切要

　　师承切要者，师承张先生"乳痈"论治之精要，以及自己领悟与运用张先生之学说及临床的心得体会，力求切中要点。张先生之《医学衷中参西录》中治女科方之"消乳汤"方论，"活络效灵丹"方论、"散妻汤"方论，书中治疮科方论中之"内托生肌散"，药物编中之论穿山甲、生石膏、三七、鸦胆子等及医论医案等论中皆有论及，自己妄喜加皂角刺重用之，读者宜细读之。于无字句处读书，将书中"消乳汤"方论触类旁通，用于治疗"乳痈"，即西医学之急性乳腺炎。

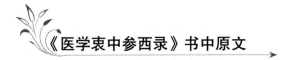

《医学衷中参西录》书中原文

消乳汤

治结乳肿疼或成乳痈新起者，一服即消。若已作脓，服之亦可消肿止疼，俾其速溃。并治一切红肿疮疡。

知母八钱，连翘四钱，金银花三钱，穿山甲二钱（炒捣），栝蒌五钱（切丝），丹参四钱，生明乳香四钱，生明没药四钱。

【附方】 表侄刘某，从愚学医，曾得一治结乳肿疼兼治乳痈方。用生白矾、明雄黄、松萝茶各一钱半，共研细，分作三剂，日服一剂，黄酒送下，再多饮酒数杯更佳。此方用之屡次见效，真奇方也。若无松萝茶，可代以好茶叶。

李静讲记

乳痈治法要点是病初抓主证，重用消散之药，力争消散之。西医学结合检查，注意消肿后硬结消散与否为关键，中西结合，以西药抗生素清热消炎治其标，中药活血化瘀通络散结治其本。如果西医验血白细胞不高，则局部多不红肿，则抗生素不必用，用之也不能活血散结。中医辨证相当于西医辨病乳腺炎，但不能为炎症一词所约束，中医辨证属阳证者，抗生素用之有效，但没有中医之活血清热解毒与托毒外出消散法快捷，尤其气血两虚、气滞血瘀、毒邪瘀结者，则中医之衡通法，找出偏差，红肿属阳者，用消散法。气血俱虚毒结者用托毒法，或消、托、补法共用之，此即兼备法，亦即衡通法也。

临证要点

乳痈相当于西医的急性乳腺炎。其特点是乳房部结块，肿胀疼痛，伴有发热等全身症状，好发于产后尚未满月的哺乳妇女。应与炎性乳癌、浆细胞性乳腺炎相鉴别。气滞热蕴证，治宜疏肝清胃、通乳消肿，方用瓜蒌牛蒡汤加减或用张先生之"消乳汤"；热毒炽盛证，治宜清热解毒、托毒透脓，方用透脓散加味，或用张先生之散毒汤；正虚邪恋证，治宜益气和营托毒，方用托里消毒散加减，或用张先生之内托生肌散改汤，并分期常规运用外治法。注意防止发生"乳痈"和"乳漏"。

一病有一病之主方，则乳痈之主方为"消乳汤"，主药当为知母，乳香、没药为臣。外用简易方可用藤黄膏。衡通散毒汤、托毒汤、温通汤、散结汤之意可对证选用之。

释疑解难

《医学衷中参西录》书中验案

在德州时，有张姓妇，患乳痈，肿疼甚剧。投以此汤，两剂而愈。然犹微有疼时，怂恿其再服一两剂，以消其芥蒂。以为已愈，不以为意。隔旬日，又复肿疼，复求为治疗。愚曰：此次服药不能尽消，必须出脓少许，因其旧有芥蒂未除，至今已溃脓也。后果服药不甚见效。遂入西医院中治疗，旬日后，其疮外破一口，医者用刀阔之，以期便于敷药。又旬日，内溃益甚，满乳又破七八个口，医者又欲尽阔之使通。病患惧，不敢治。强出院还家，复求治于愚。见其各口中皆脓、乳并流，外边实不能敷药。然内服汤药，助其肌肉速生，自能排脓外出，许以十日可为治愈。遂将内托生肌散，作汤药服之，每日用药一剂，煎服二次，果十日痊愈。

案例辨析：

近治唐姓女，年29岁，产后二十八日，左乳肿硬胀大微红，乳汁用吸奶器亦不得出，曾去医院诊治，打针服药未能消散，疼痛难忍一周来诊。其面黄头晕，舌淡苔薄白略燥，脉弦细紧。病因乃产后气血大亏，小儿吮奶令乳头破损而致。此证似阴非阴，似阳非阳。用消法不可，用托法亦不可，只用补法固不可。面黄者，气血两虚也。胀硬微红者，半阴半阳也。硬肿疼痛者，气血与乳汁瘀结也。脉弦细紧者，弦为气滞与痛，细主血虚，紧则为寒与痛。此证气滞须疏散，血虚须养血，寒滞须温通，乳汁与气血结聚致硬结须通散。而乳头破损感染之毒须托之方可出。故此证治需消、托、补法并用之，且需温通散结于一方方可。抓主证者，主证为肿胀疼痛，故用对证之药一二味，则炮山甲、皂角刺为主攻药物，是为消、散法为君，三七末托毒外出是为臣。佐以补药人参、黄芪、山萸肉、白茯苓。寒气瘀滞需温，故佐用黑附子、桂枝。当归活血为使。方用衡通益气温通汤：

当归20克，皂角刺20克，黄芪30克，炮山甲12克，三七末（药汁送服下）10克，黑附片12克，云茯苓30克，桂枝12克，党参30克，山萸肉50克。

服药三剂则痛减，六剂转为红肿发热，患者述昨日食鱼虾今即红肿甚惧，告知无妨，红肿是为从半阴半阳转阳也。上方加天花粉、玄参、银花、大蜈蚣，减参、芪、桂、附量。患者家属恐惧，恐不能消散而有化脓之虞，故予注射西药头孢曲松钠2克一次，服中药三剂则红肿俱消，乳汁得出，故此方乃集寒热温补通托散于一方矣！故名衡通馄饨散毒托毒汤：

当归20克、皂角刺20克、黄芪18克、炮山甲12克、三七末（药汁送服下）10克、黑附片10克、云茯苓50克、桂枝10克、人参10

克、山萸肉 30 克、天花粉 18 克、玄参 24 克、金银花 30 克、大蜈蚣三条。三剂。

四诊仍有硬结，且小儿吮奶又有咬破，然此次未至肿胀，又用初诊方加乳香、没药：

当归 20 克，皂角刺 20 克，黄芪 50 克，炮山甲 12 克，三七末（药汁送服下）10 克，黑附片 12 克，云茯苓 30 克，桂枝 10 克，党参 30 克，山萸肉 50 克，乳香 10 克，没药 10 克。

此方服五剂，症状大减，又服五剂痊愈。此证为半阴半阳，气血两虚毒邪瘀滞，故需气血两虚与瘀滞共治也。

李静：此证治法均师张锡纯先生疮疡论治之法，是用张先生之方与擅用之药组方之成功验例。此证如红肿之实证，用消乳汤可，西医之抗生素亦可治愈之。然此证非阳疮之红肿，故西药之抗生素只能消炎杀菌，非但不能胜任，反因其气血大亏而更致毒与气血凝滞也。而中药消乳汤方也不能胜任，内托生肌散法治其肿胀硬痛，也不能胜任。活络效灵丹偏于体实者消之散之，而此证之气血大亏也不甚合法。只用阳和汤更非其法。此证气血两虚，气血、乳汁与感染之毒瘀结在一起，故为阴阳两虚。阳虚为气虚，阴虚为血虚。舌淡苔薄白为阳虚，苔略燥为阴虚。肿胀硬结疼痛而微红者，即半阴半阳也。且中医历来有胎前宜凉，产后宜温之诫，故用张先生对证之药皂角刺、炮山甲以攻邪，邪即感染之毒致气血与乳汁瘀结也。三七为臣，是加强炮山甲、皂角刺散结托毒外出之功。加补益气血之参、芪，是邪去而正不致伤则邪易祛也。偏于虚寒则用桂、附温通之，且用茯苓、山萸肉补中有通达之药以助之，是温而不燥。当归活血本为产后必需，且此证又需通，故用为使。故服之令之消散，未至成脓即愈。此即中医之精髓，张锡纯先生理论之用对证之药一二味攻病，再用补益之药以为佐使，邪祛而正不伤，此即师承先生之论，辨证论治之法，即有是病用是法，有是证用是方、用是药之理！

学生曾泽林：医者若非亲临其境，很难辨明何为半阴半阳证之疮痛。此证蒙老师现场授教，讲述此证辨病为乳痈，是因小儿吮乳咬破奶头感染所致，乳胀硬微红而肿痛非属纯阳，面黄头晕，舌淡苔薄白略燥，脉弦细紧。病因乃产后气血大亏，是阴阳气血俱虚，并讲述舌淡为阳虚，然舌苔薄略燥为阴血亦虚故非纯阴。其乳痈微红肿硬是气血瘀滞毒结，非阳证之红肿，又非阴证之白硬，故曰半阴半阳。并曰有一分阳证即需用消散之法，有一分阴证则需用滋阴养血益气温通法，有一分瘀滞则需用化瘀散结通络之法，故需用益气养血温通散毒托毒于一法之兼备法，因曰馄饨散毒托毒汤。既辨其病，又辨其证，验其舌脉，令学生受教非浅！服至六剂突发红肿疼痛，即辨为半阴半阳转阳，加用清热解毒之药又减温补益气之药，且结合西药消炎药注射一次，即将"乳发"控制，令乳痈消散于内治之法中。后又用原方再加乳香、没药以增强化瘀散毒之功而愈病，真的是处方遣药如用兵也！无怪老师常说用药如用兵，治病如打仗！身临其境确有此感，此师承中医之所以为学习中医之可贵之处也！

第二节　乳　发

师承切要

师承切要者，师承张先生"乳发"相关病论治之精要，以及自己领悟与运用张先生之学说及临床的心得体会，力求切中要点。张先生之《医学衷中参西录》中无"乳发"专篇病名，然医方编之治女科方中之"消乳汤"方论，"活络效灵丹"方论，大气下陷诸方论治，治疮科方论中之"内托生肌散"，药物编中之论生石膏、黄芪、桑寄生、天花粉、三七等及医论医案等论中皆有论及，读者宜细读之。于无字句处读书，领悟"乳发"与"疮发"之意相通，触类旁通，用于治疗"乳发"病，即西医学之乳房蜂窝组织炎和乳房坏死性蜂窝组织炎。

李静讲记

"乳发"多发于哺乳期妇女。发病迅速，病程阶段不能截然分开。初起：乳房部皮肤焮红漫肿，疼痛剧烈，毛孔深陷，肿势迅即扩大，患侧腋窝淋巴结肿痛，伴有形寒壮热、骨节酸楚、不思饮食、大便干结等全身症状。成脓：2～3日后患处皮肤湿烂，继而发黑溃腐，或中软不溃，疼痛更剧，伴壮热口渴、便秘。溃后：一般治疗适当，身热渐退，腐肉渐脱，肿痛消退，新肉生长，约月余可愈。若湿热毒邪传内，乳络损伤，则转为乳漏，迟迟难以收口。若正虚邪盛，毒邪内攻，可有高热、神昏谵语、烦躁不安等症。

热毒蕴结证

发病迅速，乳房皮肤焮红、漫肿、疼痛难忍，毛孔深陷；伴形寒发热，便秘溲赤；舌红、苔黄、脉数。辨证分析为热毒外侵，肝胃二经湿热与外邪相互搏结，蕴结于乳房肌肤，致局部经络阻滞，故乳房皮肤焮红漫肿，疼痛难忍；正盛邪实，正邪相搏，故形寒发热；热毒蕴结，内伤津液，故便秘溲赤；舌红、苔黄、脉数均为湿热之象。治法为清热解毒。方药：黄连解毒汤加减。高热者，加生石膏、知母以清热解毒；便秘者，加生大黄、芒硝以泻下通腑。或用张先生之消乳汤合散毒汤，辨其有气血瘀滞可径用衡通清毒汤、散毒汤。

火毒炽盛证

乳房皮肤湿烂，继而发黑溃腐，疼痛加剧；壮热不退，口渴，便秘；舌红、苔黄燥、脉数。辨证分析为火毒炽盛，故壮热不退，口渴；热盛则肉腐，故乳房皮肤发黑溃腐；火毒炽盛，局部气血壅滞，不通则痛，故疼痛剧烈；舌红、苔黄燥、脉数为热盛之象。治法当泻火解毒。方药：龙胆泻肝汤合黄连解毒汤加减。若火毒内攻，症见高热神昏者，加用安宫牛黄丸或紫雪丹以清心开窍。或用张先生之青盂汤，重用羚羊角合扫毒汤法。

正虚邪恋证

身热渐退，腐肉渐脱，肿痛消退，新肉不鲜，生长缓慢；神疲乏力，面色少华；舌淡、苔薄、脉濡细。辨证分析为热毒炽盛日久，损伤气血，气血虚弱，营养不良，故新肉不鲜，生长缓慢；气血受损，故神疲乏力，面色少华；舌淡、脉濡细均为虚象。治法需调理气血，兼清余邪。方药：四妙汤加味。或用张先生之内托生肌散，重用黄芪法。或径用衡通益气托毒汤法。

外治法

未溃烂时，用玉露膏外敷，或如意金黄散醋调外敷，重者可用藤黄膏。皮肉腐烂者，用黄柏溶液湿敷，或七三丹、玉露膏盖贴；腐肉脱尽，用生肌散、红油膏盖贴。若局部腐黑不溃，按之中软有波动感者，可作放射状切口切开排脓，术后用七三丹药捻引流，玉露膏盖贴。若成乳漏者，按乳漏外治法治疗。

临证要点

乳发相当于西医的乳房蜂窝组织炎或乳房坏死性蜂窝组织炎。其特点是：乳房部皮肤凸起焮红漫肿，疼痛剧烈，毛孔深陷，溃后大片皮肉腐烂坏死，伴有恶寒壮热等全身症状，应与乳痈相鉴别。热毒蕴结证，治宜清热解毒，方用黄连解毒汤加减；火毒炽盛证，治宜泻火解毒，方用龙胆泻肝汤合黄连解毒汤加减；正虚邪恋证，治宜调补气血、和营托毒，方用托里消毒散加减。临证辨其证单纯者用此数法皆为常法，病情复杂者需用衡通法，辨其所偏纠而正之，有是证用是法、用是方药可也，必要时可中西并用，治标又治本是也。

释疑解难

《医学衷中参西录》书中验案

河东友人翟某之母乳部生疮，疼痛难忍，同事王某约往诊视。翟革要言，昨日请医诊治，服药一剂，亦不觉如何，唯言誓不再服彼医方药。生诊视时，其脉左关弦硬，右寸独微弱，口不能言，气息甚微，病势已危险万分。生断为年高因病疮大气下陷，为开升陷汤，以升举其气，又加连翘、丹参诸药，以理其疮。一剂能言，病患喜甚，非按原方再服一剂不可。后生又诊数次，即方略为加减，数服痊愈。后遇此证数次，亦皆用升陷汤加减治愈。

一妇人，产后乳上生痈，肿疼殊甚。延西医治不效，继延吾延医。其脓已成，用针刺之，出脓甚多，第二日已眠食俱安矣。至第三日，忽神昏不食，并头疼。其母曰："此昨日受风寒以致如此。"诊其脉，微细若无，身无寒热，心跳，少腹微疼，知非外感，当系胸中大气下陷。投以升陷汤，两剂痊愈。

或问：黄芪为补肺脾之药，今谓其能补肝气何也？答曰：肝属木而应春令，其气温而性喜条达，黄芪性温而升，以之补肝，原有同气相求之妙用。愚自临证以来，凡遇肝气虚弱，不能条达，一切补肝之药不效者，重用黄芪为主，而少佐以理气之品，服之，复杯之顷，即见效验（治验详见黄芪解）。是知谓肝虚无补法者，非见道之言也。

案例辨析：

张先生书中此二案例皆为大气下陷而致乳疮发，此为数十年前之案例。

我曾于22年前治一程姓老妇，五十余岁，病"乳发"成脓，经医用抗生素治疗十余日不能脓尽收口，患者又甚惧手术开刀，故求诊中医，时年我每遇证复杂者必用《医学衷中参西录》书中论来验证，视其脓稠疮红肿，病仍属阳，然用抗生素多日不能愈者，患者惧手术故只用消炎药，其局部气血瘀滞未能散是也。师张先生活络效灵丹，红肿属阳者加金银花、知母、连翘之意，又加天花粉、三七、炮山甲、黄芪，合张先生托毒汤之意，服五剂则脓出肿消，又服五剂则脓尽收口而愈。此证乳发病体未虚极，只用抗生素，于气血瘀滞之毒不能散之托之外出，故用张先生之活络效灵丹合内托生肌散之意愈之。

然现代则当更多为此类病疮疡"乳发"者为何？且何止乳发？诸多病证均用抗生素而导致气血瘀滞是也！为何？血得温则行，血得寒则凝是也！中医虽用清热解毒凉血之类药，然多用通散之品于其中，此从攻邪派大家张子和的用药中可以看出，是凉中有通有散是也！现代人多用抗生素，于热毒蕴结证"乳发"不效，然若能中西结合，用西药抗生素消炎，再配以中药之扶正益气活血通络散结，其效当速！若正虚邪恋证之"乳发"则更需中医之消托补法共用之兼备法方可！

学生曾泽林：唐姓女案例初诊时，老师曾告诫其不可服食腥发之物如海鲜类，且此疮疡病西医理论亦无忌口之说，故服数剂病大减后，因食鱼虾而致乳痈突发，乳痈红肿疼痛加剧，病家恐惧，而老师则胸有成竹地断其为从半阴半阳转阳，与其用一次西药消炎注射，并关照说次日如不效还可再行注射，然次日乳发已得控制，故复诊又用原方加味。从此证中我看出疮疡病"发"之意，用药得当时尚有因食腥类而发者，用药不当则当为体虚不能胜邪而发。此证用药得当故只为乳痈局部病"发"，未至全身症状大"发"，是以治之亦易。此现代科学进步，中西结合，较之单纯西医、单纯中医，岂不是要好出多少倍！我们何乐而不为之？

第三节 乳 痨

师承切要

师承切要者，师承张先生"乳痨"论治之精要，以及自己领悟与运用张先生之学说及临床的心得体会，力求切中要点。乳痨又名乳痰，是乳房部的结核性疾病。因病程缓慢，难愈，伴有虚痨现象，故名"乳痨"；又因溃后脓液稀如痰，所以又称乳痰。张先生之《医学衷中参西录》中无"乳痨"专篇论治，然治阴虚劳热方中之"资生汤""十全育真汤"诸方论，治肺痈方中"犀黄丸"方论，服食松脂法论，疮科方中之"消瘰丸""消瘰膏""化腐生肌散""内托生肌散""活络效灵丹"方论，药物编中乳香、没药等及医论医案等论中皆有论及，读者宜细读之。于无字句处读书，运用张先生治痨论述，触类旁通之，用于治疗"乳痨"病，即西医学之乳房结核。

《医学衷中参西录》书中原文

邑曾某，精通医学，曾告愚曰：治肺痈方，林屋山人犀黄丸最效。余用之屡次，皆随手奏功，今录其方于下，以备参观。

《外科证治全生集》（王洪绪所著）犀黄丸，用乳香、没药末各一两，麝香钱半，犀牛黄三分，共研细。取黄米饭一两捣烂，入药再捣为丸，莱菔子大，晒干（忌火烘）。每服三钱，热陈酒送下。

徐灵胎曰："苏州钱复庵咳血不止，诸医以血证治之，病益剧。余往诊，见其吐血满地，细审血中似有脓而腥臭，因谓之曰：此肺痈也，脓已成矣。《金匮》云'脓成则死'，然有生者。余遂多方治之，病家亦始终相信，一月而愈。盖余平日，因此证甚多，集唐人以来验方，用清凉之药以清其火，滋肺之药以养其血，滑降之药以祛其痰，芳香之药以通其气，更以珠黄之药解其毒，金石之药填其空，兼数法而行之，屡试必效。今治复庵，亦兼此数法而痊。”

　　劳瘵者多兼瘀血，其证原有两种：有因劳瘵而瘀血者，其人或调养失宜，或纵欲过度，气血亏损，流通于周身者必然迟缓，血即因之而瘀，其瘀多在经络；有因瘀血而成劳瘵者，其人或有跌伤碰伤，或力小任重，或素有吐衄证，服药失宜，以致先有瘀血，日久浸成劳瘵，其瘀血多在脏腑。此二者服十全育真汤皆可愈。而瘀血在脏腑者，尤须多用破血之药。又瘀在经络者，亦可用前方资生汤，加当归、丹参。瘀在脏腑之剧者，又宜用拙拟理冲汤，或理冲丸。此数方可参变汇通，随时制宜也。

　　愚对于此证，悉心研究，知其治法，当细分为数种。肾传肺者，以大滋真阴之药为主，以清肺理痰之药为佐，若拙拟之醴泉饮是也；肺传肾者，以清肺理痰之药为主，以滋补真阴之药为佐，若此参麦汤是也；其因肺肾俱病，而累及脾胃者，宜肺肾双补，而兼顾其脾胃，若拙拟之滋培汤、珠玉二宝粥是也。如此分途施治，斟酌咸宜，而又兼服阿司匹林，凡其脉之稍有根柢可挽回者，需以时日皆愈也。至于但肺有结核，而未累及他脏者，可于斯编治肺病方中，酌其治法（论肺病治法，实合虚劳肺病详细论之也，凡治虚劳及肺病者皆宜参观）。阿司匹林，其性凉而能散，善退外感之热，初得外感风热，服之出凉汗即愈。兼能退内伤之热，肺结核者，借之以消除其热，诚有奇效。又善治急性关节肿疼，发表痘毒、麻疹及肠胃炎、肋膜炎诸证，西药中之最适用者也。特其发汗之力甚猛。若结晶坚而大者，以治外感，半瓦即可出汗；若当天气寒凉，或近寒带之地，须服至一瓦，或至瓦半。若其略似白粉，微有结晶者，药力薄弱，服至一瓦方能出汗，多可服至瓦半或二瓦。是在临证者，相其药力之优劣，而因时、因地、因人制宜也。

李静讲记

张锡纯先生《医学衷中参西录》书中无"乳痨"专篇，然从无字句处读书，触类旁通即可明乳痨证治之法。患者多原有结核病史，常为20～40岁已婚并曾生育的妇女。病程进展缓慢。初起乳房部一个或数个结节状肿块，大小不等，边界不清，硬而不坚，肤色如常，压痛不明显。成脓期肿块逐渐增大，相互融合，与皮肤粘连，推之不动，压痛或隐隐作痛，皮色微红微肿，成脓较迟，常需数日之久。若肿块软化，则已形成寒性脓肿，多位于一侧乳房部偏上方，患侧腋窝淋巴结肿大；有时肿块不软化，而发生纤维组织增生，引起病变乳房部的硬化，使乳房严重变形或乳头内陷，伴有潮热盗汗、形瘦食少、神疲乏力等症。脓肿溃破后发生一个或数个窦道或溃疡，排出混有豆腐渣样碎屑的稀薄脓液，腐肉不脱，极难收口，或形成疮口日久难敛，或形成乳漏，局部有潜在性空腔或窦道，伴低热、盗汗、食欲不振等症。

病情临证往往因治疗变化而出现数证相兼，故需辨证施治，则衡通法当为大法。找出偏差纠正偏差，治标与治本结合，中西结合，师张锡纯先生治阴虚劳热诸方之意，随证组方即可。

临证要点

乳痨相当于西医的乳房结核。其特点是：乳房结块如梅李，不痛，边界不清，皮肉相连，肿块化脓溃后脓出稀薄，疮口不易收敛，病程缓慢，应与乳岩相鉴别。气滞痰凝证，治宜疏肝理气、化痰散结，方用开郁散结消瘰丸加减；正虚邪恋证，治宜扶正托里透脓，方用托里消毒散加减；阴虚火旺证，治宜养阴清热，方用六味地黄汤合清骨散加减。应配合抗痨治疗。此病西医一概用抗痨药物治疗，而从中医教科书上气滞痰凝者，疏肝理气化痰散结即可治之，正虚邪恋治宜扶正托里透脓，阴虚火旺治宜养阴清热，此数法皆为常法，而张先生之治阴虚劳热方论与诸方论中，论治阴虚劳热久必有瘀，然需治脾胃之理为要点。气血瘀滞者可用活络效灵丹，重者可用犀黄丸之论，可为乳痨病治疗之大法。

释疑解难

《医学衷中参西录》书中验案

一少妇，左胁起一疮，其形长约五寸，上半在乳，下半在肋，皮色不变，按之甚硬，而微热于他处。延医询方，调治两月不效，且渐大于从前。后愚诊视，阅其所服诸方，有遵林屋山人治白疕方治者，有按乳痈治者。愚晓病家曰：此证硬而色白者，阴也。按之微热者，阴中有阳也。统观所服诸方，有治纯阴阳之方，无治半阴半阳之方，勿怪其历试皆不效也。用活络效灵丹，俾作汤服之，数剂见轻，三十剂后，消无芥蒂。

案例辨析：

此案例若于现代，则可用西医辨病甚易。而张先生则于诸医调治两月不效时，辨其硬而色白者，阴也。按之微热者，阴中有阳也。故用治半阴半阳之疏通气血、化瘀散结之活络效灵丹愈之。张先生治虚劳及治虚劳之劳瘵之方，亦即治虚劳肺结核阴虚劳热之方。此方用治阴虚劳热之饮食减少诸般虚证，师用内经治虚劳之旨。《素问·阴阳别论》曰："二阳之病发心脾，有不得隐曲，在女子为不月，其传为风消，其传为息贲者，不治。"张先生解释说："夫病至于风消、息贲，劳瘵之病成也。而名为二阳之病者，以其先不过阳明胃腑不能多纳饮食也，而原其饮食减少之故。曰发于心脾，原其发于心脾之故。曰有不得隐曲者何居？盖心为神明之府，有时心有隐曲，思想不得自遂，则心神怫郁，心血亦遂不能濡润脾土，以成过思伤脾之证。脾伤则不能助化消食，变化津液，以溉五脏，在男子已隐受其病，而尚无显征；在女子则显然有不月之病。此乃即以女征男也。至于传为风消，传为息贲，无论男女病证至此，人人共见，劳瘵已成，挽回实难，故曰不治。然医者以活人为心，病证之危险，虽至极点，犹当于无可挽回之中，尽心设法以挽回之。而挽回之法，仍当遵二阳之病发心脾之旨。用此方补助其脾胃，使之饮食增多，其身体则能渐渐复原。"

而我辈读用先生书，如用"十全育真汤"时需认识到先生此方用治劳瘵即治肺结核即可治乳痨之理。需认识此方治虚劳病之理，认识此方治虚劳先治脾胃之理。认识到凡无论何病，服药后饮食渐增则病易治，饮食渐少则难治之理。认识到此方补益之参、芪多于理气药之理。认识到此方治虚劳能补助人身真阴阳、真气血、真精神之理。认识到用此方治瘀在脏腑之重者需加用活血化瘀药如当归、生水蛭之理。认识到久病必有气血瘀滞可用活络效灵丹加减运用之理。临证需随寒热虚实用药且能参变汇通，使之与病机息息相符，认识到此方治虚劳诸病之法是"兼备"之法，我辈中医如能于张先生衷中参西之论中，悟出中西医结合之理岂不更妙！即其体不虚者加用"资生汤""参麦汤"之类方药以扶正治其脾胃，用西药抗结核杆菌之药来杀灭结核杆菌，其病岂不愈之速也。如脾胃虚之病则视其病之虚弱程度，虚甚者先治其脾胃，待其脾胃健则加用抗结核杆菌之类药，脾胃虚不甚者则可用小量之抗结核杆菌药，与中医中药之治脾胃之方药息息相符合，则当愈之也速。脾胃虚西药抗结核杆菌药不能耐受者，也不可读张师之"资生汤""参麦汤"照搬来治结核病，当临证时西医辨病，中医辨病又辨证施治，随证变通用方用药，需滋阴健脾胃者用十全育真汤、资生汤，气血瘀滞、体不甚虚者用活络效灵丹法，至重者用犀黄丸之意论治，阴虚热甚者用张先生服用阿司匹林法，其量当与病相符，方为明张先生衷中参西之意，是为善读内经者，是为善读《医学衷中参西录》者，张先生当亦欣慰也。

第四节　乳　核

师承切要

　　师承切要者，师承张先生"乳核"相关病论治之精要，以及自己领悟与运用张先生之学说及临床的心得体会，力求切中要点。张先生之《医学衷中参西录》中无"乳核"专篇病名，然医方编之治妇科方中之"消乳汤"方论，"活络效灵丹"方论治瘰之属阴属阳之加减论治，治女科方中之"理冲汤、丸"论，治阴虚劳热方中之"十全育真汤"，治肺痈方中"犀黄丸"方论，疮科方中之"消瘰丸""消瘰膏""内托生肌散"，药物编中乳香、没药、三棱、莪术、全蝎、蜈蚣等及医论医案等论中皆有论及，读者宜细读之，于无字句处读书，特别是生水蛭的运用，触类旁通之，可用于治疗"乳核"，即西医学之乳腺纤维腺瘤。

《医学衷中参西录》书中原文

理冲汤

　　治妇女经闭不行或产后恶露不尽，结为癥瘕，以致阴虚作热，阳虚作冷，食少劳嗽，虚证沓来。服此汤十余剂后，虚证自退，三十剂后，瘀血可尽消。亦治室女月闭血枯。并治男子劳瘵，一切脏腑癥瘕、积聚、气郁、脾弱、满闷、痞胀、不能饮食。

　　生黄芪三钱，党参二钱，于术二钱，生山药五钱，天花粉四钱，知母四钱，三棱三钱，莪术三钱，生鸡内金三钱（黄者）。

　　用水三盅，煎至将成，加好醋少许，滚数沸服。服之觉闷者，减去于术。觉气弱者，减三棱、莪术各一钱。泻者，以白芍代知母，于术改用四钱。热者，加生地、天冬各数钱。凉者，知母、花粉各减半，或皆不用。凉甚者，加肉桂（捣细冲服）、乌附子各二钱。瘀血坚甚者，加生水蛭（不用炙）二钱。若其人坚壮无他病，唯用以消癥瘕积聚者，宜去山药。室女与妇人未产育者，若用此方，三棱、莪术宜斟酌少用，减知母之半，加生地黄数钱，以濡血分之枯。若其人血分虽瘀，而未见癥瘕或月信犹未闭者，虽在已产育之妇人，亦少用三棱、莪术。若病患身体羸弱，脉象虚数者，去三棱、莪术，将鸡内金改用四钱，因此药能化瘀血，又不伤气分也。迨气血渐壮，瘀血未尽消者，再用三棱、莪术未晚。若男子劳瘵，三棱、莪术亦宜少用或用鸡内金代之亦可。初拟此方时，原专治产后瘀血成癥瘕，后以治室女月闭血枯亦效，又间用以治男子劳瘵亦效验，大有开胃进食，扶羸起衰之功。《内经》有四乌鲗骨一蘆茹丸，原是男女并治，为调血补虚之良方。此方窃师《内经》之意也。

李静讲记

中医教科书上之常法，只辨证为冲任失调，治法只用疏肝理气化瘀散结之逍遥散加减有病重药轻之嫌，为何？逍遥散为理气郁之鼻祖，然此证则非只气郁之无形也！核者，有形之肿物也！无形之气郁与有形之核相比，乃气血瘀滞痰结成核是也。此论治法与张锡纯先生书中所论之理冲汤、丸论，活络效灵丹论气血瘀滞之疮分阴阳而加用相应之药相差甚远矣。再论之，手术只能治其核，术后尚需服用中药治其本，则手术只能属外治治标手段，中医治病求本为精髓也。故学者只读教科书，是只能明其常，而不能明其变，不能明其巧也。

临证要点

乳核相当于西医的乳腺纤维腺瘤。其特点是：乳中结核，形如鸡卵，表面光滑，边界清楚，推之能移，不痛，与月经周期无关。应与乳岩早期、乳癖相鉴别。中药治疗宜疏肝理气、化痰散结，方用逍遥散加减；服中药治疗无效者，应考虑手术治疗。故此证当用张先生之活络效灵丹与理冲汤、丸之意，对证施治三月无效者，可采用手术，标本同治为要！

案例辨析：

学生李洪波朋友之夫人高姓女，年25岁，左乳房内有硬肿块微有疼痛而去医院就诊，医生用手触诊后即主张其住院手术，诊为肿瘤。高姓女甚惧之，与其夫商询于李洪波，洪波带其来诊。视其面部气色微黄，舌红紫，苔薄黄厚白腻，舌尖有许多红紫斑点高出舌面，脉弦偏数。触其肿块处非坚如石状，告知其非恶性肿瘤，乃为肝胆气滞痰火瘀结之良性囊肿，劝其大可不必紧张。然恐其心中不踏实，故令其再换一家医院确诊，以除其疑。高姓女也说自己性情急躁易怒，且最近右胁下疼痛发作数次。告知其肝胆瘀滞之热极盛，需与肝胆病一同医治方可，约以三月为期，如不愈可用手术法。处以衡通清肝汤、解毒、散结汤之意组方，名为衡通清毒散结汤：

当归、川芎、桃仁、红花、赤芍、柴胡、川牛膝、枳壳、桔梗、炙甘草、炮山甲、三七粉（药汁送服下）各10克，白茅根、夏枯草、蒲公英、金银花、紫草各30克，皂角刺、连翘12克，大蜈蚣3条。

二诊服上方一个月，病不稍减，询其去医院检查否？答之准备去。后去北京某医院确诊为乳腺纤维腺瘤，并有胆囊炎、胆结石，告知其不去确诊，心中恍惚，犹豫焦虑，病情何能得效？现既病已确诊，仍以上方加生鸡内金、葶苈子各12克。又服一月，右胁疼方大减，自述性情急躁亦减，乳房肿块已变小且已不疼痛，上方加减又服一月肿消胁痛止而停药。后每于经期服调经活血汤数剂，三月后即怀孕。

学生李洪波： 此证亲见老师观其面色，视其舌，验其脉，触其肿块，即告知其非恶性肿瘤，劝其不必恐慌惧怕，主张三月可愈，如不愈可手术切除之。并诊断其为肝气郁滞，肝胆之火与痰气瘀滞而成。并令其换医院确诊以免疑虑。其服药一月不效者，一是药力未到，二为心情不得舒畅而致，故老师早令其换医院确诊，并告知其性情如此，如不确诊恐于其病不利。果于北京某医院确诊后，又服一月方始见效，既见效，故能坚持再服以至病愈且三月后即怀孕。

从此案例可以看出中西医结合之长处，也可看出西医学动辄开刀手术之弊端，更可验证中西结合，西医辨病、中医辨证论治为最佳之必然。

第五节　乳　癖

师承切要

师承切要者，师承张先生"乳癖"相关病论治之精要，以及自己领悟与运用张先生之学说及临床的心得体会。力求切中要点。张先生之《医学衷中参西录》中无"乳癖"专篇病名，然医方编之治女科方中之"消乳汤"方论，"理冲汤、丸"方论，"活络效灵丹"方论治瘰属阴属阳之加减论治，治阴虚劳热方中之"十全育真汤"，治肺痈方之"犀黄丸"方论，疮科方中之"消瘰丸""消瘰膏""化腐生肌散""内托生肌散"，药物编中之穿山甲、三七、乳香、没药等及医论医案等论中皆有论及，读者宜细读之，于无字句处读书，特别是全蝎、蜈蚣、三棱、莪术用治瘰结甚坚者之论述，触类旁通，用于治疗"乳癖"，即西医学之乳腺囊性增生症。

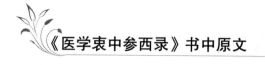

理冲汤方论

从来医者调气行血，习用香附，而不习用三棱、莪术。盖以其能破癥瘕，遂疑其过于猛烈。而不知能破癥瘕者，三棱、莪术之良能，非二药之性烈于香附也。愚精心考验多年，凡习用之药，皆确知其性情能力。若论耗散气血，香附犹甚于三棱、莪术。若论消磨癥瘕，十倍香附亦不及三棱、莪术也。且此方中，用三棱、莪术以消冲中瘀血，而即用参、芪诸药，以保护气血，则瘀血去而气血不至伤损。且参、芪能补气，得三棱、莪术以流通之，则补而不滞，而元气愈旺。元气既旺，愈能鼓舞三棱、莪术之力以消癥瘕，此其所以效也。

人之脏腑，一气贯通，若营垒联系，互为犄角。一处受攻，则他处可为之救应。故用药攻病，宜确审病根结聚之处，用对证之药一二味，专攻其处。即其处气血偶有伤损，他脏腑气血犹可为之输将贯注，亦犹相连营垒之相救应也。又加补药以为之佐使，是以邪去正气无伤损。世俗医者，不知此理，见有专确攻病之方，若拙拟理冲汤者，初不审方中用意何如，但见方中有三棱、莪术，即望而生畏，不敢试用。自流俗观之，亦似慎重，及观其临证调方，漫不知病根结于何处，唯是混开混破。恒集若香附、木香、陈皮、砂仁、枳壳、浓朴、延胡、灵脂诸药，或十余味或数十味为一方。服之令人脏腑之气皆乱，常有病本可治，服此等药数十剂而竟至不治者。更或见有浮火虚热，而加芩、栀、蒌实之属，则开破与寒凉并用，虽脾胃坚壮者，亦断不能久服，此其贻害尤甚也。

李静讲记

试想手术只能切除有形之癖，其必不能从根本解决何以产生如此之癖是也。书到用时方恨少，前人于此乳癖证论治颇多经验，贵在辨证论治也。病之轻者，疏肝解郁，化痰散结，方药用逍遥蒌贝散加减可。冲任失调证治法为调摄冲任，方药用加味二仙汤加减亦可。病之重且时日久者，气血痰凝瘀结坚实，则需论持久战方可，且需用变通用法，巧治方能奏效。明白手术只能治其然，不能治其所以然方可。即手术只能治其成形之癖，不能治癖之何来，不能治何以生癖，且更不能将癖久则气血瘀积可成岩即癌之体内气化功能一刀切除之是也。

临证要点

乳癖相当于西医的乳腺囊性增生症。其特点是：乳房有形状大小不一的肿块，疼痛，与月经周期相关。本病有一定的癌变危险，应与乳岩、乳核相鉴别。肝郁痰凝证，治宜疏肝解郁、化痰散结，方用逍遥蒌贝散加减；冲任失调证，治宜调摄冲任，方用加味二仙汤加减。以上疗法为常法，我常用张先生之活络效灵丹方论及理冲汤、丸方论为指导大法，辨证论治，每加用全蝎、蜈蚣研末服下。热者清之，寒者温之，结者散之，瘀者化之，衡而通之是也。

案例辨析：

康姓女，贵州人，年30岁，双侧乳房囊性增生疼痛，数次用西医之抗炎诊治不效来诊，B超示双侧均为20～30厘米，视其舌红紫，舌尖有红紫斑点高出舌面，苔白厚腻，脉弦数。辨证属气滞血瘀湿热并重，治当先荡其湿热，方用衡通荡胸汤，加黄连、土茯苓。

当归、川芎、桃仁、红花、赤芍、柴胡、川牛膝、枳壳、桔梗、炙

甘草、生地黄、炮山甲、三七粉（药汁送服下）各10克，瓜蒌皮12克，瓜蒌仁30克（打碎），滑石30克，半夏18克，竹茹18克，黄连6克，土茯苓30克。水煎服，每日一剂。

此方服二周，疼痛减，舌红紫苔腻亦减，改用衡通散毒汤加减：

当归、川芎、桃仁、红花、赤芍、柴胡、川牛膝、枳壳、桔梗、炙甘草、生地黄、三七粉（药汁送服下）各10克，炮山甲12克，皂角刺12克，瓜蒌皮12克，瓜蒌仁（打碎）18克，天花粉18克，金银花30克，白茅根60克，蒲公英30克，水煎服，每日一剂。鸦胆子仁30粒，装入空心胶囊内，分两次吞服。

此方又服两周，诸症又减，B超示囊性增生缩小。又用上方加减服一月病愈。

学生江植成：亲见老师治此证胸有成竹，此证是否可用活络效灵丹加味治之？此证为何用此衡通荡胸汤、衡通散毒汤？

李静：此证首先结合西医学辨病为乳腺囊性增生，且据其症状分析有炎症感染。中医辨病可为乳癖。辨证施治根据其舌脉辨为气血瘀滞与湿热并重，首方抓主症，主症为疼痛，方用衡通法疏通气血，荡胸汤法散胸中湿热，次用散毒汤法清热祛湿散其毒结，诸症减轻又用B超检查证实效果，再用衡通散毒汤法加减至愈。此证若用西医理论只用清热消炎药不能胜任者，病重药轻，非只湿热之炎症也。中医若只用清热解毒也不能胜任，用疏通气血之衡通法，湿热郁结于胸则用荡胸汤，是为治标又治本，气血瘀滞可导致湿热郁结，湿热郁结久则致毒积瘀结，气血更为之瘀滞。故有是证用是法，有是证用是方、用是药是也。

此证用衡通荡胸汤者，是抓主症，主症为疼痛，但疼痛之因为湿热瘀结胸中久则为毒结，故需先荡其湿热，兼以疏通气血。毒瘀积结则需散，故用衡通散毒汤法。活络效灵丹可治此乳癖证之气血瘀滞者，此可从朱姓女之证来验之。

朱姓女，年36岁，自述患乳腺增生六年，每于经前数日即会胀痛，从未断过医治，然增生从未得消来诊。自述早有一女已十四岁，一直想再要一小孩，但一直未能如愿。视其舌紫，苔薄白，脉弦。辨证属肝郁气滞血瘀为患。告知其乳腺增生为有形之气血瘀结，因B超可查验出是也，然而其一直未能怀孕者，是因气血瘀滞冲任失调，导致输卵管通而不畅，故不能受孕。虽然一直在治乳腺增生，然气血瘀结之坚，病重药轻也。治用活络效灵丹加全蝎、蜈蚣、炮山甲、皂角刺：

当归15克，丹参15克，乳香10克，没药10克，炮山甲10克，皂角刺12克，全蝎10克，蜈蚣3条。水煎服。

此方于经前十日服，服至经尽。共服两周，疼痛即减。然此方败胃，故令其加糖服之。经后服用衡通散结汤改散：

当归、川芎、桃仁、红花、赤芍、柴胡、川牛膝、枳壳、桔梗、炙甘草、生地黄、三七粉（药汁送服下）各10克，炮山甲12克，皂角刺12克，炒僵蚕10克，全蝎10克，蜈蚣2条，研末送服下，每服10克，日3次。

经前再服汤药方，如此治疗三月，自觉疼痛消失。B超显示增生近乎全消，又服一月，两个月后病愈即又怀孕。

李静：此证曾服乳癖消等类药及经医治疗数年未愈者，气血瘀滞积结甚，其所用药皆轻也。气血瘀结重者，只用理气散结药因病重药轻，故不能胜任，且久之气更为之结。此论可从张锡纯先生之理冲汤、丸，活络效灵丹方论中验证之。此朱姓女虽病久，然一直在医治，虽未能愈之，然其湿热不重，此从其舌紫苔薄白中可以验出，其经来尚可只有经前期乳房胀痛，故辨证仍属气滞血瘀。气滞是因，血瘀至结是果，只理其气，不化其瘀、散其瘀结，病何能愈？活络效灵丹可为治气血瘀滞之效方，方中主药为乳香、没药，再加炮山甲、皂角刺以助其消散，全蝎、蜈蚣为散结定风之佳品，合之则瘀结自散。其瘀滞之积结散之，故又怀孕是自然之事也。

学生江植成：现代女性此病为何越来越多？市面上所充斥之中成药，一般医生皆可处方于患者，患者多可自购服用，为何不效者多？是病重药轻？还是根本就不对证？老师的论治要点是什么？

李静： 积重难返是也！现代女性多有气郁，郁久必致气血瘀结。其病初得之为无形之气郁、气滞、气结，久之则可为气滞血瘀，甚者则为气血瘀结有形之积结，则乳癖成也。而导致气郁、气滞、气结之因不同，一概用成药治之，体不虚者尚可，体虚者必致气结、气陷则致气血瘀结也。此亦为现代中医不被病家信任之因也！现代医生只用西医模式来治病用药，有炎症者，清热消炎，有增生者，用乳癖消。其不加辨证，只用辨病之法治病，何能得效乎？临证曾治过许多病例，每人的病情皆不大相同，但同为有气血瘀滞，程度不同而已。

故每首选疏通气血法，瘀之轻者，用衡通汤，久病必有瘀，此即用衡通汤疏通之以求体内平衡之理。衡通汤为血府逐瘀汤加味，方中有四物汤之补血活血，四逆散之理气，桔梗之升提，川牛膝之下引之力，为疏通气血之佳方。再加无处不到之穿山甲，化瘀血之三七，方名衡通汤者，即以通求衡之法也。

重者用衡通散结汤

当归、川芎、桃仁、红花、赤芍、柴胡、川牛膝、枳壳、桔梗、炙甘草、生地黄、三七粉（药汁送服下）各10克，炮山甲12克，皂角刺12克，炒僵蚕10克，全蝎10克，生鸡内金18克，蜈蚣3条。瘀滞重者加蛇蜕6克、生水蛭10克，虚加人参、黄芪各12克，寒加桂枝、附子各12克。

治脏腑癥瘕、积聚，经络气血瘀滞诸证，结之证如过敏性鼻炎、神经性耳鸣、过敏性哮喘、过敏性荨麻疹、癫狂痫、头风、诸神经痛。癥瘕、积聚为有形之结之轻者为慢性咽炎、扁桃体炎、鼻炎、鼻窦炎、鼻息肉、淋巴结炎、乳腺增生、前列腺增生、宫颈肥大、卵巢囊肿、子宫肌瘤。有形之结之重者，心肌梗死、肝硬化、脾大、肿瘤癌症。

疼痛甚者，用衡通止痛汤

当归、川芎、桃仁、红花、赤芍、柴胡、川牛膝、枳壳、桔梗、生地黄、乳香、没药、三七粉（药汁送服下）各10克，炮山甲、皂角刺各12克，生白芍、炙甘草、山萸肉各30克。

此方为衡通汤加乳、没各10克，白芍、炙甘草、山萸肉各30克而成。师张先生活络效灵丹之意，用衡通汤加乳、没疏通气血，芍药、甘草、山萸肉缓急止痛。治气血凝滞，疬癖癥瘕，心腹疼痛，腿疼臂疼，内外疮疡，一切脏腑积聚，经络湮淤，即现代病之肿瘤癌症，内科、外科、五官科、男科、妇科、皮肤科诸般气血瘀滞而致疼痛者。证偏热者加羚羊角、金银花、白茅根、连翘，偏寒加桂枝、附片、鹿角胶，偏湿加滑石、土茯苓，气虚加人参、黄芪，血虚加阿胶，肿瘤癌症及癥瘕瘀积者则虫类药全蝎、蜈蚣、壁虎、蛇蜕、生水蛭等皆可酌情加用之。

故治此证乳癖即西医学之乳腺囊性增生症，疼痛明显者，抓主症，主症为疼痛，则需先止其痛。故此衡通法诸方：衡通荡胸汤、衡通理冲汤、衡通散毒汤、托毒汤、解毒汤、散结汤、温通汤、定风汤、止痛汤、衡通滋阴汤，皆可治结滞之病，皆可治乳癖之疼痛，皆可辨证用治肿瘤癌症之结聚是也。

第六节　乳　疬

师承切要

　　师承切要者，师承张先生"乳疬"相关病论治之精要，以及自己领悟与运用张先生之学说及临床的心得体会，力求切中要点。张先生之《医学衷中参西录》中无"乳疬"专篇病名，然医方编之治妇科方中之"理冲汤、丸"方论，"活络效灵丹"方论治疬属阴属阳之加减论治，治阴虚劳热方中之"十全育真汤"，治肺痈方"犀黄丸"方论，治疬科方中之"消瘰丸""内托生肌散"，药物编中全蝎、蜈蚣、乳香、没药等及医论医案等论中皆有论及，读者宜细读之，于无字句处读书，特别是生水蛭的功用，触类旁通，用于治疗"乳疬"病证，即西医学之乳房异常发育症。

临证要点

乳疬相当于西医的男性、儿童乳房发育异常症。其特点是：单侧或双侧乳晕部发生扁圆形肿块，触之疼痛。肝气郁结型，治宜疏肝理气、化痰散结，方用逍遥散合二陈汤加减；肾气亏虚型，治宜补益肝肾、化痰散结，方用六味地黄汤、右归丸、左归丸加减。

此数法是为常法，用衡通法论找出偏差纠而正之是为变通法。

西医认为本病是体内雌激素分泌过多，或乳腺组织的敏感性增强。

中医治疗分成两型：气滞痰凝型拟疏肝理气，化痰散结，方用衡通散结汤加减；肝肾不足型拟补益肝肾，化痰软坚，方用衡通理冲汤加味。

第七节　乳　漏

师承切要

师承切要者，师承张先生"乳漏"相关病论治之精要，以及自己领悟与运用张先生之学说及临床的心得体会，力求切中要点。张先生之《医学衷中参西录》中无"乳漏"专篇病名，然医方编之治女科方中之"消乳汤""理冲汤、丸"方论，"活络效灵丹"方论治疮属阴属阳之加减论治，治阴虚劳热方中之"十全育真汤"，治肺痈方"犀黄丸"方论，服食松脂法论，治疮科方中之"消瘰丸""消瘰膏""化腐生肌散"，药物编中全蝎、蜈蚣、乳香、没药等及医论医案等论中皆有论及，读者宜细读之，于无字句处读书。特别是"内托生肌散"方论，触类旁通，与托妻汤重用黄芪法巧用之，可治疗"乳漏"即西医学之乳房瘘管和窦道。

临证要点

漏者，瘘也。瘘何成者，气血亏虚无力运毒外出也！故张先生之内托生肌散论可为诸外科疮漏之治疗大法。试想之，人体若气通血顺，漏从何来？故中医之从整体观念出发，辨证论治，找出偏差，纠正偏差，衡而通之之法可为简捷扼要之法。

第八节　乳　衄

师承切要

师承切要者，师承张先生"乳衄"相关病论治之精要，以及自己领悟与运用张先生之学说及临床的心得体会，力求切中要点。张先生之《医学衷中参西录》中无"乳衄"专篇病名，然医方编之治女科方中之"消乳汤""理冲汤、丸"，书中"活络效灵丹"方中论治疮属阴属阳之加减论治，治阴虚劳热方中之"十全育真汤"，治肺痈方"犀黄丸"方论，服食松脂法论，疮科方中之"消瘰丸""消瘰膏""化腐生肌散""内托生肌散"，药物编中三棱、莪术、乳香、没药等及医论医案等论中皆有论及，读者宜细读之，于无字句处读书。须明张先生此"理冲汤、丸""活络效灵丹"二方论治为治现代病之肿瘤癌症之大法，触类旁通，从中悟出此论点可治诸肿瘤癌症，辨证施治可用于治疗"乳衄"即西医学之乳头状瘤、乳头癌。

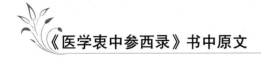

理冲汤（方论略）

理冲丸

治同前证。

水蛭一两（不用炙），生黄芪一两半，生三棱五钱，生莪术五钱，当归六钱，知母六钱，生桃仁六钱（带皮尖），上药七味，共为细末，炼蜜为丸，桐子大，开水送服二钱，早晚各一次。

仲景抵当汤、大黄䗪虫丸、百劳丸，皆用水蛭，而后世畏其性猛，鲜有用者，是未知水蛭之性也。《神农本草经》曰：水蛭气味咸平无毒，主逐恶血、瘀血、月闭，破癥瘕、积聚、无子、利水道。徐灵胎注云：凡人身瘀血方阻，尚有生气者易治，阻之久则生气全消而难治。盖血既离经，与正气全不相属，投之轻药，则拒而不纳，药过峻，又转能伤未败之血，故治之极难。水蛭最善食人之血，而性又迟缓善入。迟缓则生血不伤，善入则坚积易破，借其力以消既久之滞，自有利而无害也。观《神农本草经》之文与徐氏之注，则水蛭功用之妙，为何如哉！特是徐氏所谓迟缓善入者，人多不解其理。盖水蛭行于水中，原甚迟缓。其在生血之中，犹水中也，故生血不伤也。着人肌肉，即紧贴善入。其遇坚积之处，犹肌肉也，故坚积易消也。

方中桃仁不去皮尖者，以其皮赤能入血分，尖乃生发之机，又善通气分。杨玉衡《寒温条辨》曾有斯说。愚疑其有毒，未敢遽信。遂将带皮生桃仁，嚼服一钱，心中安然，以后始敢连皮尖用之。至于不炒用，而生用者，凡果中之仁，皆含生发之气，原可借之以流通既败之血也。《神农本草经百种录》注曰：桃得三月春和之气以生，而花鲜明似血，故凡血瘀血枯之疾，不能调和畅达者，此能入于其中而和之散之。然其生血之功少，而去瘀之功多者，盖桃核本非血类，实不能有所补益。若癥瘕皆已败之血，非生气不能流通，桃之生气在于仁，而味苦又能开泄，故能逐旧而不伤新也。夫既借其生气以流通气血，不宜炒用可知也。若入丸剂，蒸熟用之亦可。

李静讲记

临证每见此类病变，初病之时，不以为意。一旦查出恶变，恐慌不已。用西医手术、放化疗治之，本以为愈。岂不知手术、放化疗法只能治其病，不能治何以致此病，而且放化疗法反而更加耗损人体气血，实则是与病邪打阵地战、消耗战。既然是阵地战、消耗战，难免消耗人体正气，且所用之先进武器即化疗药物之毒副作用是人所共知的，此也为西医对症治疗之短。如何运用西医即现代科学之长，结合中医辨证论治之长，是我辈医者之任也！只看表面现象，手术可摘除局部病变，岂不知病因未除，用化疗药是饮鸩止渴也！如何能唤醒医者、病者对此论认识，无疑是亟待解决的问题。事实与时间将验证此论！

西医学理论认为，"乳衄"大多属良性，然亦有部分可恶变。人是一个整体，体内如果气血阴阳平衡，自然无病。若体内失衡，则最薄弱之处、最虚之处便首当其冲，首先出现问题，便为病之所在。瘀结积聚之轻者，即为毒邪结之轻，可视为良性肿瘤。毒邪积结之重者，则可视为恶性肿瘤。毒结之轻者，手术之。然毒邪未祛，则必然仍会结聚。毒结之重者，手术之，明知其必会复发，故有化疗之法。然化疗之法只是针对病邪，而不能治毒邪之何来，且一概应用杀伤之化疗药物，其结果必然是伤敌一千，自损八百也。

释疑解难

西医学于乳腺导管内乳头状瘤、乳头状癌辨病为良性肿瘤，故主张手术之。而中医于体不甚虚者，手术不失为一根治之法，此也为中西医结合之法，用中医辨证论治，找出偏差纠而正之令其衡，可谓标本同治者也。张先生书中论大气下陷诸证颇多，可证现代人病气虚气陷之证越来越多，诸病癌瘤之病重体弱者岂可一概用手术化疗法？诸病癌症后期患者所表现的气血衰竭何止是大气下陷？其为大气下陷导致气血俱脱也！然有因病致气陷、气脱者，有因治不得法耗损气血者。因病致气陷、气脱者，诸病癌肿是也。因治不得法者，若手术、放化疗诸法而致气陷、气脱者谁之咎？气郁、气滞、气结皆可令气血瘀滞，瘀滞甚者可导致气陷、气脱是也。因郁滞而气血瘀滞者，找出其偏差即其因，通之令其衡。气血瘀滞令气陷、气脱者，补益其气血亦为衡，气充血盛自然气通血顺，何患之有？临证屡见癌症患者至后期气陷血脱，而医者仍用大量放化疗法治之，其结果必然是脏腑衰竭，回天无力也。

第三章 瘿

第一节 气 瘿

师承切要

师承切要者，师承张先生"气瘿"论治之精要，以及自己领悟与运用张先生之学说及临床的心得体会，力求切中要点。张先生之《医学衷中参西录》中无"气瘿"专篇论治，然其治疮科方中之"消瘰丸""消瘰膏""化腐生肌散""内托生肌散""理冲汤、丸""活络效灵丹"方论，药物编中之论牡蛎、三棱、莪术、乳香、没药等及医论医案等论中皆有论及，读者宜细读之，于无字句处读书，触类旁通，用于治疗诸般瘿证，辨证施治治疗"气瘿"，即西医学之单纯性甲状腺肿。

《医学衷中参西录》书中原文

牡蛎解

牡蛎：味咸而涩，性微凉。能软坚化痰，善消瘰疬，止呃逆，固精气，治女子崩带。《神农本草经》谓其主温疟者，因温疟但在足少阳，故不与太阳相并为寒，但与阳明相并为热。牡蛎能入其经而祛其外来之邪。主惊恚怒气者，因惊则由于胆，怒则由于肝，牡蛎咸寒属水，以水滋木，则肝胆自得其养。且其性善收敛有保合之力，则胆得其助而惊恐自除，其质类金石有镇安之力，则肝得其平而恚怒自息矣。至于筋原属肝，肝不病而筋之或拘或缓者自愈，故《神农本草经》又谓其除拘缓也。

李静讲记

《医学衷中参西录》书中无气瘿专篇，也无单纯性甲状腺肿之论，此为时代所限。然其论治瘰疬之方论即相近于此病。故其论：牡蛎所消之瘰疬，即《神农本草经》所谓，而其所以能消瘰疬者，非因其咸能软坚也。曾治一少年，项侧起一瘰疬，其大如茄，上连耳，下至缺盆。求医治疗，言服药百剂，亦不能保其必愈。而其人家贫佣力，为人耘田，不唯无钱买如许多药，即服之亦不暇。然其人甚强壮，饮食甚多，俾于一日三餐之时，先用饭汤送服牡蛎细末七八钱，一月之间消无芥蒂。

甲状腺亢进患者服一片甲状腺素则为甲减，而减量服至半片则为甲亢是人所尽知的。道理何在？是西医之理论只看到病之局部，不能顾及人是一个整体是也！与土地应用传统之农家肥土地越来越肥沃，而用化肥之土地越来越贫瘠一样。农作物用农药而虫越来越多为何？破坏了自然生态平衡也！杀死害虫的同时也将益虫一起杀死了故也！西医药也是如此，针对局部病变来用药，破坏了人体的平衡，导致气机郁滞则百病丛生也！西医理论治甲亢相当于打阵地战，兵来将挡，水来土掩，无非是对症治疗而已。此理论与中医理论之整体观念毫无相同之处。诊断为甲亢，服甲状腺素一片，久之则由甲状腺亢进变为甲状腺功能减退，然不服则仍为甲亢，多服则减，甚则永久甲减发生。而少服则亢，久之人体内岂不失衡而导致脏腑病变？一片药的功效不谓不巨，然其久服导致体内气化功能更加失调，于是甲状腺瘤、癌是在所难免，终不免手术。如何应用中西医结合之法，辨证论治，用西药治其标，中医辨证施治治其本，当为中华医学最佳之法，使其适应现代人之气血瘀滞为主要体征之病变，当为现代中医之任也！张锡纯先生于数十年前即提出诸逐瘀汤可统治百病，并创十全育真汤、理冲汤、活络效灵丹、消乳汤、内托生肌散诸方论以治男女脏腑与气血经络瘀滞诸内、外病证，找出偏差，纠而正之，是为中医之方向！如此论之，则衡通理冲汤、衡通益气汤、衡通散结汤、衡通温通汤、衡通消风汤、衡通滋阴清燥汤诸方皆为衡通法也！

案例辨析：

最近治一广东张姓女，来诊时自述患甲亢两年余，服甲状腺素每天一片，不久则甲减症状出现，表现为乏力、心悸。视其舌红紫、苔薄，脉弦细数。辨证为气阴两虚偏热。处方以衡通滋阴清燥汤先纠其阴虚偏热，后加衡通散同服之。其服甲状腺素每天半片，不久检验则甲亢症状又出现，表现为烦躁、失眠、多汗。试问半片药物之差，多服半片与少服半片其结果则异常如此，而其临床症状终不能消除，患者自述似此下去，何时是愈期？此证西医检测甲状腺功能可谓是明察秋毫，用化学药物治疗不能说不效，然如患者自述，半片药之差，病情反复如此，何日是愈期呢？此证如中西医结合，西医辨病、检测，用甲状腺素少量以治其标，中医从整体观念出发，找出病因，用中医之传统四诊八纲辨证施治以祛除病因，将愈之有望也。中医中药可以掌握知常达变的原则，则不会出现多服半片即攻过了头、少服半片则不够量的不平衡现象。中西医的区别就在于此。

第二节　肉　瘿

师承切要者，师承张先生"肉瘿"论治之精要，以及自己领悟与运用张先生之学说及临床的心得体会，力求切中要点。张先生之《医学衷中参西录》中无"肉瘿"专篇论治，然其治疮科方中之"消瘰丸""内托生肌散""理冲汤、丸"方论，"活络效灵丹"方论，药物编中之论牡蛎、三棱、莪术、乳香、没药等及医论医案等论中皆有论及，读者宜细读之，于无字句处读书，触类旁通，用于治疗"肉瘿"，即西医学之甲状腺腺瘤。

《医学衷中参西录》书中原文

三棱、莪术解

三棱气味俱淡，微有辛意。莪术味微苦，气微香，亦微有辛意。性皆微温，为化瘀血之要药。以治男子痃癖，女子癥瘕、月闭不通，性非猛烈而建功甚速。其行气之力，又能治心腹疼痛，胁下胀疼，一切血凝气滞之证。若与参、术、芪诸药并用，大能开胃进食，调血和血。若细析二药之区别，化血之力三棱优于莪术，理气之力莪术优于三棱。药物恒有独具良能，不能从气味中窥测者，如三棱、莪术性近和平，而以治女子瘀血，虽坚如铁石亦能徐徐消除，而猛烈开破之品转不能建此奇功，此三棱、莪术独具之良能也。而耳食者流，恒以其能消坚开瘀，转疑为猛烈之品而不敢轻用，几何不埋没良药哉。

三棱、莪术，若治陡然腹胁疼痛，由于气血凝滞者，可但用三棱、莪术，不必以补药佐之；若治瘀血积久过坚硬者，原非数剂所能愈，必以补药佐之，方能久服无弊。或用黄芪六钱，三棱、莪术各三钱，或减黄芪三钱，加野台参三钱，其补破之力皆可相敌，不但气血不受伤损，瘀血之化亦较速，盖人之气血壮旺，愈能驾驭药力以胜病也。

李静讲记

此证肝郁痰凝为病因，理气解郁、化痰软坚为常法，海藻玉壶汤为经典方，手术切除快捷，现代病理检查判定有无恶变为辨病，找出偏差，辨证论治为治本，中西结合为最佳。

案例辨析：

《医学衷中参西录》书中验案

治一妇人，在缺盆起一瘰疬，大如小橘。其人亦甚强壮无他病，俾煮海带汤，日日饮之，半月之间，用海带二斤而愈。若身体素虚弱者，即煮牡蛎、海带，但饮其汤，脾胃已暗受其伤。盖其咸寒之性，与脾胃不宜也。

释疑解难

学生江植成：瘿病与西医学的甲状腺疾病相关，中医的治法要点有哪些？

李静：瘿病与西医学的甲状腺疾病有关，临证时甲状腺疾病无论有无甲状腺肿大，皆可参照本章辨证论治。如部分甲状腺功能亢进患者，甲状腺并不肿大，但表现为肝火亢盛证，主方为衡通清毒汤，主药为羚羊角。后期表现为阴虚火旺证，主方为衡通滋阴清燥汤，主药为白茅根与羚羊角。可按照此两型辨证论治。

瘿病的病程是一个动态变化的过程，随着病机的转化，在不同的病变阶段具有不同的病机特点。因此，在治疗上应根据不同的病机施以相应的治法及用药。如火盛，宜清热泻火，药用牡丹皮、栀子、生石膏、黄连、黄芩、青黛、夏枯草、玄参等；如痰凝，宜化痰散结，药用海藻、昆布、浙贝母、海蛤壳、陈皮、半夏、茯苓、制南星、瓜蒌、生牡蛎等；如血瘀，宜活血软坚，药用当归、赤芍、川芎、桃仁、三棱、莪术、丹参、炮山甲等。本病后期，多出现由实转虚，如阴伤，宜养阴生津，药用生地黄、玄参、麦冬、天冬、沙参、白芍、五味子、石斛等；如气虚，宜益气健脾，药用黄芪、党参、白术、茯苓、山药、黄精等；气阴两虚者，药用黄芪、太子参、麦冬、五味子、黄精、玉竹、女贞子等。

瘿病早期出现眼突者，证属肝火痰气凝结，应治以化痰散结，清肝明目，药用夏枯草、生牡蛎、菊花、青葙子、蒲公英、石决明。后期出现眼突者，为诸络涩滞、瘀血内阻所致，应治以活血散瘀、益气养阴，药用丹参、赤芍、泽兰、生牡蛎、山慈菇、黄芪、枸杞子、谷精草等。

中医学的许多消瘿散结的药物，如四海舒郁丸中的海带、海藻、海螵蛸、海蛤壳等药，含碘量都较高，临证时须注意，若患者确系碘缺乏引起的单纯性甲状腺肿大，此类药物可以大量使用，若属甲状腺功能亢进之症，则使用时需慎重。

黄药子具有消瘿散结、凉血降火之功效，治疗痰结血瘀证和肝火旺盛证时可配合应用。但黄药子有小毒，长期服用对肝脏损害较大，必须慎用，用量一般不宜超过 10 克。现代有人惊呼黄药子药检有毒，岂不知比黄药子毒性大者之药多矣，攻其有毒，则不致中毒，况且中医历来主张用药攻病，即用补药以为佐使，使毒祛而正不令伤，且此中药与西药不同之处也。西药之化疗药岂不是毒性相当之大？贵在灵活运用也！

治疗本病时应针对不同的证候选择适当的疗程，若瘿肿小、质软、病程短、治疗及时者，多可治愈。但瘿肿较大者，不容易完全消散，治疗时间也要求较长，为用药方便，可将药物改为丸剂、散剂使用。注意专病专方专药的运用。若肿块坚硬、移动性差而增长又迅速者，须排除恶性病变的可能；肝火旺盛及心肝阴虚的轻、中症患者，疗效较好，多数可在短期内迅速缓解。

第三节　瘿　痈

师承切要

　　师承切要者，师承张先生"瘿痈"论治之精要，以及自己领悟与运用张先生之学说及临床的心得体会，力求切中要点。张先生之《医学衷中参西录》中无"瘿痈"专篇论治，然其治咽喉方中之"咀华清喉丹"方论，女科方中之"消乳汤"方论与"活络效灵丹"方论，疮科方中之"消瘰丸""消瘰膏""化腐生肌散""内托生肌散""理冲汤、丸"，药物编中之论穿山甲、生石膏、三七、牡蛎、天花粉、大黄、蜈蚣、乳香、没药等及医论医案等论中皆有论及，读者宜细读之，于无字句处读书，特别是张先生之消、托、散妻汤论与化痰之硼砂用法，触类旁通之，用于治疗"瘿痈"，即西医学之急性甲状腺炎。

《医学衷中参西录》书中原文

咀华清喉丹

治咽喉肿疼

　　大生地黄一两（切片），硼砂钱半（研细），将生地黄一片，裹硼砂少许，徐徐嚼细咽之，半日许宜将药服完。

　　生地黄之性能滋阴清火，无论虚热实热服之皆宜。硼砂能润肺，清热化痰，消肿止疼。二药并用，功力甚大。而又必细细嚼服者，因其病在上，煎汤顿服，恐其力下趋，而病转不愈。且细细嚼咽，则药之津液常清润患处也。此方愚用之屡矣，随手奏效者不胜纪矣。

李静讲记

外科中急性甲状腺炎论治为常法，与张先生之论触类旁通之，则张先生之咀华清喉丹之意，临证可师其意而不泥其方，其消乳汤、散毒汤、内托生肌散与穿山甲、生石膏、三七、牡蛎、天花粉、大黄、蜈蚣、乳香、没药等论述，临证辨证时需抓主证，用对证之药一二味组方，用衡通法论辨证施治，风热偏重者，衡通清毒汤、衡通消风汤，偏痰热加硼砂、竹茹。气滞痰凝偏重用衡通湿毒汤法，有是证用是方、用是药，用药以胜病为准。

释疑解难

《医学衷中参西录》书中验案

一十五六岁童子，项下起疙瘩数个，大如巨栗，皮色不变，发热作疼。知系阳证，俾浓煎鲜小蓟根汤，连连饮之，数日全消。盖其善消血中之热毒，又能化瘀开结，故有如此功效也。

案例辨析：

郑姓女，喉结右侧结块，肿胀，色红灼热，疼痛，伴有发热。视其舌紫、苔白腻，脉弦略滑数。辨证属素有气滞痰湿，复感风热之邪，治用衡通汤加消风散热祛湿之品，方用衡通活血消风汤：

当归、川芎、桃仁、红花、赤芍、柴胡、川牛膝、枳壳、桔梗、炙甘草、生地黄、炮山甲、三七粉（药汁送服下）各10克，蝉蜕10克，白鲜皮30克，黄芩10克，大黄6克，白蒺藜30克。数剂即愈。

此方治肝胆病、鼻炎、咽炎、眼病，皮肤病之牛皮癣、白癜风、脱发、湿疹，风湿病之气血瘀滞之偏风重者，或风热、风湿、风燥诸证。凡舌红紫苔白腻，辨证属风重之证皆可用之。风属无形，而风湿、风热、风燥亦属无形，但如现风湿热燥之症且病程久者，均可选用。祛风先行血，血行风自灭。故衡通汤方可疏通气血，蝉蜕、白鲜皮、黄芩、大黄、白蒺藜可疏风散热、祛湿润燥。祛风者，蝉蜕为主药，生地黄可养血润燥，白蒺藜可消风润燥，白鲜皮可治风湿热，风湿热得消则燥得润，诸药同用气血风热得通则燥自愈。如病久风燥重者，全蝎、蜈蚣、乌梢蛇、蛇蜕等消风定风类药尚可加入。

第四节　石　瘿

师承切要

师承切要者，师承张先生"石瘿"论治之精要，以及自己领悟与运用张先生之学说及临床的心得体会，力求切中要点。张先生之《医学衷中参西录》中无"石瘿"专篇论治，然其治疮科方中之"消瘰丸""消瘰膏""内托生肌散""理冲汤、丸"，治女科方中之"消乳汤"方论，气血瘀滞肢体疼痛方中之"活络效灵丹"方论，药物编中之论牡蛎、三棱、莪术、乳香、没药等及医论医案等论中皆有论及。读者宜细读之，于无字句处读书，特别是胃病噎膈（即胃癌）治法及反胃治法之论，触类旁通之，用于治疗"石瘿"，即西医学之甲状腺癌。

论胃病噎膈（即胃癌）治法及反胃治法

噎膈之证，方书有谓贲门枯干者，有谓冲气上冲者，有谓痰瘀者，有谓血瘀者。愚向谓此证系中气衰弱，不能撑悬贲门，以致贲门缩如藕孔（贲门与大小肠一气贯通，视其大便若羊矢，其贲门大小肠皆缩小可知），痰涎遂易于壅滞，因痰涎壅滞冲气更易于上冲，所以不能受食。向曾拟参赭培气汤一方，仿仲景旋覆代赭石汤之义，重用赭石至八钱，以开胃镇冲，即以下通大便（此证大便多艰），而即用人参以驾驭之，俾气化旺而流通，自能撑悬贲门使之宽展，又佐以半夏、知母、当归、天冬诸药，以降胃、利痰、润燥、生津，用之屡见效验。迨用其方既久，效者与不效者参半，又有初用其方治愈，及病又反复再服其方不效者。再三踌躇，不得其解，亦以为千古难治之证，原不能必其痊愈也。后治一叟，年近七旬，住院月余，已能饮食，而终觉不脱然。迨其回家年余，仍以旧证病故，濒危时吐出脓血若干，乃恍悟从前之不能脱然者，系贲门有瘀血肿胀也，当时若方中加破血之药，或能痊愈。盖愚于瘀血致噎之证，素日未有经验，遂至忽不留心。后读吴鞠通、杨素园论噎膈，亦皆注重瘀血之说，似可为从前所治之叟亦有瘀血之确征。而愚于此案，或从前原有瘀血，或以后变为瘀血，心中仍有游移。何者？以其隔年余而后反复也……迨辛酉孟夏阅天津《卢氏医学报》百零六期，谓胃癌由于胃瘀血，治此证者兼用古下瘀血之剂，屡屡治愈，又无再发之，觉胸中疑团顿解。盖此证无论何因，其贲门积有瘀血者十之七八。其瘀之重者，非当时兼用治瘀血之药不能愈。其瘀之轻者，但用开胃降逆之药，瘀血亦可些些消散，故病亦可愈，而究之瘀血之根蒂未净，是以有再发之也。古下瘀血之方，若抵当汤、抵当丸、下瘀血汤、大黄䗪虫丸诸方，可谓能胜病矣。而愚意以为欲治此证，必中、西之药并用，始觉有把握。盖以上诸方治瘀血虽有效，以消瘤赘恐难见效。西医名此证为胃癌，所谓癌者因其处起凸若山之有岩也。其中果涵有瘀血，原可用消瘀血之药消之。若非涵有瘀血，但用消瘀血之药，即不能消除。夫人之肠中可生肠蕈，肠蕈即瘤赘也。肠中可生瘤赘，即胃中亦可生瘤赘。

总论破瘀血之药，当以水蛭为最。然此物忌炙，必须生用之方有效。乃医者畏其猛烈，炙者犹不敢用，则生者无论矣。不知水蛭性原和平，而具有善化瘀血之良能。若服以上诸药而病不愈者，想系瘀血凝结甚固，当于服汤药、丸药之外，每用生水蛭细末五分，水送服，日两次。若不能服药末者，可将汤药中䗪虫减去，加生水蛭二钱。

李静讲记

读中医外科学论述此证甚为详备，触类旁通，从无字句处读书，则可悟出张锡纯先生论胃癌之治法与此甲状腺癌瘤治法也。其论胃病噎膈认定为瘀血，认为西药之治可与中药同用之确有卓越见识是也。其肿块既坚硬如石，推之不移，则非清肝解郁、理气化痰、清热散结法所能胜任，故中西结合，用西医法治其标，中医法辨证论治治其本，是为既可治标又可治本者也。手术为西医法所采用，中医古亦有之，然于科学发达之现代，则中医内治外治虽可治本，然中西结合，标本同治岂不是更好！只用西医手术、放化疗法是只能治标，常见癌细胞之扩散、复发，若用中医西医结合之法，是为患者之福，中华医学之幸也。

临证要点

上工治未病，如病之初，用中医之衡通法论，找出偏差纠而正之令其衡，愈之虽已不易，然何致手术开刀，复发扩散乎？而现代人一经确诊为甲亢，即用西药，用后检验指标即可减，停之指标即又增，久之体内气化功能越来越失调，随之气血衰败，毒邪聚结，终成癌瘤。手术虽可暂时消除，然体内气血衰败，气化功能失调何时能愈？气化功能不得复，病何能不复发矣？究之，病之轻者，手术之尚可，然也需从整体观念出发，找出偏差纠正之令其体内恢复平衡。病之重者，肿块坚如铁石，虽用手术切除之，然体内因癌肿之成而致脏腑气血功能衰败则非手术所能切之是也！

第四章　瘤

第一节　气　瘤

师承切要

师承切要者，师承张锡纯先生"气瘤"论治之精要，以及自己领悟与运用张先生之学说及临床的心得体会，力求切中要点。张先生之《医学衷中参西录》中无"气瘤"专篇论治，然其治疮科方中之"消瘰丸""消瘰膏""内托生肌散"，治女科方中之"理冲汤、丸""消乳汤"方论，药物编中之论牡蛎、三棱、莪术、乳香、没药等及医论医案等论中皆有论及，读者宜细读之，于无字句处读书，特别是张先生之大气下陷方论，气血瘀滞肢体疼痛方中之"活络效灵丹"方论，触类旁通，用于治疗"气瘤"，即西医学之多发性神经纤维瘤！

《医学衷中参西录》书中原文

升陷汤，以黄芪为主者，因黄芪既善补气，又善升气。唯其性稍热，故以知母之凉润者济之。柴胡为少阳之药，能引大气之陷者自左上升。升麻为阳明之药，能引大气之陷者自右上升。桔梗为药中之舟楫，能载诸药之力上达胸中，故用之为向导也。至其气分虚极者，酌加人参，所以培气之本也。或更加萸肉，所以防气之涣散也。至若少腹下坠或更作疼，其人之大气直陷至九渊，必需升麻之大力者，以升提之，故又加升麻五分或倍作二钱也。方中之用意如此，至随时活泼加减，尤在临证者之善变通耳。

愚深悯大气下陷之证医多误治，因制升陷汤一方，又有回阳升陷汤、理郁升陷汤二方，皆由升陷汤加减而成。此三升陷汤后，附载治愈之案，其病之现状：有呼吸短气者，有心中怔忡者，有淋漓大汗者，有神昏健忘者，有声颤身动者，有寒热往来者，有胸中满闷者（此因呼吸不利而自觉满闷，若作满闷治之立危），有努力呼吸似喘者（此种现状尤多，乃肺之呼吸将停，其人努力呼吸以自救，若作喘证治之立危），有咽干作渴者，有常常呵欠者，有肢体痿废者，有食后易饥者，有二便不禁者，有癃闭身肿者，有张口呼气外出而气不上达，肛门突出者，在女子有下血不止者，更有经水逆行者（证因气逆者多，若因气陷致经水逆行者曾见有两人，皆投以升陷汤治愈），种种病状实难悉数。

临证要点

近诊治一证，患者身上有很多脂肪粒，有的像鸡蛋一样大。前几个月去动手术切除了一些，但现在又长出来了。患者动手术时问医生是什么东西，为什么会有，医生说全世界医生都不知道这些是什么，患者说难道真的没有人知道吗？

西医学将人看成是一架机器，哪个零件坏了，换一个，故有换肝换肾之法。此证实则是人体内的经脉瘀塞所致。人好比一个城市，有许多大街小巷，此病是小巷堵塞所形成的垃圾堆积，即气血津液不能畅通，堆积日久而成。此是小巷堵塞了，如是大道堵塞，则如心肌梗死，西医又可用心脏搭桥手术，即在血管旁边再接一条血管，绕过那条不通的大的血管，然而手术费用昂贵。小道堵塞了，手术切之，不久又堵塞了，再切之，等到大道堵塞了，还可切之，实在不行，换一个，西医就是此论。换不好出了问题是你命不好，谁让你得了大道堵塞的病不早治呢？

小巷既能堵塞，大道也能堵塞，然此证现在还不至于，但防患于未然，上工治未病，即是不等其到大道堵塞非换不可时即治之是也。何病西医是长处？手术切除是西医之长，即可用西医法手术之。然此病屡次复发者则非西医之长也。中医从整体观念出发，找出病因祛除病因，此即衡通法，衡通散结汤之意也。整体出发、辨证论治乃中医之长处，中西结合，标本兼治为最佳之法也！

第二节　血　瘤

师承切要

师承切要者，师承张先生"血瘤"相关病论治之精要，以及自己领悟与运用张先生之学说及临床的心得体会，力求切中要点。张先生之《医学衷中参西录》中无"血瘤"专篇病名，然医方编中之"青盂汤""活络效灵丹"方论，"消乳汤"方治一切红肿疼病，"升陷汤"诸方论治，书中治疮科方论中之"内托生肌散"，药物编中之论生地黄、羚羊角、鲜小蓟等，治伤寒方、治温病方等及医论医案中皆有论及，读者宜细读之，于无字句处读书，特别是生水蛭的运用，触类旁通，用于治疗"血瘤"病，即西医学之海绵状血管瘤。

《医学衷中参西录》书中原文

水蛭、虻虫皆为破瘀血之品。然愚尝单用以实验之，虻虫无效，而水蛭有效。以常理论之，凡食血之物，皆能破血。然虻虫之食血以嘴，水蛭之食血以身。其身与他物紧贴，即能吮他物之血，故其破瘀血之功独优。近世方书，多谓水蛭必须炙透方可用，不然则在人腹中，能生殖若干水蛭害人，诚属无稽之谈。

释疑解难

《医学衷中参西录》书中验案

曾治一妇人，经血调和，竟不产育。细询之，少腹有癥瘕一块。遂单用水蛭一两，香油炙透，为末。每服五分，日两次，服完无效。后改用生者，如前服法。一两犹未服完，癥瘕尽消，逾年即生男矣。唯气血亏损者，宜用补助气血之药佐之。

案例辨析：

学生江植成： 某女孩，今年12岁，在5岁的时候右肩部长有血管瘤，在当地医院进行了切除手术，但没有根除，在10岁时复发，后在肿瘤医院进行了第二次手术，同样没能根除，今年又复发了。此病血管瘤该用何法治疗方能根除？

李静： 手术，古已有之。然其只能治已长之瘤，不能治为何长瘤甚明也！欲治其本，则须用中医辨证论治之衡通法论方可。既病则为体内失衡，血瘤者，血脉瘀滞至积聚而成瘤是也！然为何致瘀积则为此病之因也。张锡纯用生水蛭治，为发前人所未发，实亦为治瘀化瘀之最佳之药，但瘀之为何成，当寻求其因，即找出体内偏差，祛除偏差，方为治本之道是也！因心火妄动者，凉血活血，抑火滋阴。因气血瘀滞者，则化其瘀滞可也。因心火致病者，张先生用鲜小蓟、羚羊角、白茅根类凉血活血法愈之速也。因瘀滞致病者，张先生倡用生水蛭等类活血化瘀法愈之缓也。素体气血瘀滞者，愈之更难，当用论持久战法方可是也！

第三节　筋　瘤

　　师承切要者，师承张先生"筋瘤"相关病论治之精要，以及自己领悟与运用张先生之学说及临床的心得体会，力求切中要点。张先生之《医学衷中参西录》中无"筋瘤"专篇病名，然医方编中之治气血瘀滞诸方中"活络效灵丹"方论，治疮科方论中之"内托生肌散"，药物编中之论生水蛭、三棱、莪术、乳香、没药等及医论医案中皆有论及，读者宜细读之，于无字句处读书，触类旁通，用于治疗"筋瘤"病，即西医学之下肢静脉曲张交错所形成的静脉团块。

《医学衷中参西录》书中原文

　　一妇人，年五十余。项后筋缩作疼，头向后仰，不能平视，腰背强直，下连膝后及足跟大筋皆疼，并牵周身皆有疼意。广延医者延医，所用之药，不外散风、和血、润筋、通络之品。两载无效，病转增剧，卧不能起，起不能坐，饮食懒进。后愚诊视，其脉数而有力，微有弦意，知其为宗筋受病。治以活络效灵丹，加生薏米八钱，知母、玄参、白芍各三钱，连服三十剂而愈。盖筋属于肝，独宗筋属胃，此证因胃腑素有燥热，致津液短少，不能荣养宗筋。夫宗筋为筋之主，故宗筋拘挛，而周身牵引作疼也。薏米性味冲和，善能清补脾胃，即能荣养宗筋。又加知母、玄参，以生津滋液，活络效灵丹以活血舒筋，因其脉微弦，恐其木盛侮土，故又加芍药以和肝，即以扶脾胃也。薏米主筋急拘挛，《神农本草经》原有明文。活络效灵丹中加薏米，即能随手奏效。益叹《神农本草经》之精当，为不可及。

李静讲记

手术治疗与中医辨证施治当为最佳方法。手术可治其然，不能治其所以然，能治已成之筋瘤，不能治未成与致筋瘤之因是也！

案例辨析：

张先生此案例虽非治筋瘤之病案，然此案实为筋脉之病也。张先生论谓肝主筋，然独宗筋则属胃。诸医所治皆为散风、和血、润筋、通络，然两年未效者为何？张先生诊其脉数而有力，微有弦意，即知其为宗筋拘挛，而宗筋属胃，其证胃腑素有燥热，致津液短少，故不能荣养宗筋，故宗筋拘挛而诸病生也。而先生用活络效灵丹本为治气血瘀滞肢体疼痛之主方，既辨其为胃腑积有燥热，故加薏苡仁、知母、玄参、白芍以治其燥热，服三十剂即愈之。

筋瘤者，筋脉瘀积也！筋脉拘挛者，筋脉痉挛也！筋脉痉挛可致疼痛，可致卧不能起，起不能坐，饮食懒进，则筋可致病者屡也！筋瘤则手术可摘除之，然筋脉拘挛也可摘之乎？筋脉拘挛致起卧不能者也能摘之乎？

故中医临证当辨其病因，当辨其何证，非手术不可者，手术之。手术不能治其本者，找出病因祛除之，方为治病求本也！

近治一吴姓老太太，年76岁，来诊时主诉腹胀，腿脚肿胀，腿部血管色紫、盘曲，头、身背皆痛，大小便俱不畅通，极消瘦，饮食少进。视其舌已变形，舌体左面阙如歪斜萎缩，舌紫嫩暗，苔光，脉弦滑大且硬。腿脚肿胀者，心血不足以养，故致筋脉瘀滞也。腹胀硬二便不通者，胃热燥极也。头与身背皆痛者，筋脉失养也。夫心主血，肝主筋，舌则为心之苗。舌之左侧萎缩者，血虚生风也！抓主证，则此病主证当属腹胀与二便不通，而内燥为病因。故当先治其热。然其年高阴虚

第四章 瘤

151

致燥之体，又当滋阴润燥清热，滋其阴润其燥则热方易清，热得清则筋可缓，疼痛可止。方用衡通滋阴清燥汤之意加减，衡通滋阴清燥汤：

滑石（布包煎）、生山药、白茅根各30克，生白芍18克，生鸡内金、炙甘草各12克，羚羊角丝6克。

此证患者年高，故羚羊角用3克，又加葶苈子12克、知母18克、桑叶18克。水煎服，三剂。

复诊时，诉三剂服后二便通，腹胀减，舌紫转为紫淡。上方去羚羊角，加桑寄生30克、丹参15克，六剂。

三诊视其舌歪斜略减，诉诸症均减，仍微有腿肿及周身酸痛。思张锡纯先生论宗筋之病治法，此证先为胃腑积热致燥，腹胀与二便干结，先治其阴虚内热致燥即为治筋脉拘挛与肝风内动之因，现内燥得缓，而筋脉拘挛症显，仍用二诊方，去鸡内金、葶苈子，加生薏苡仁30克、山萸肉18克、丹参15克、桑寄生30克。服六剂病大减，减羚羊角，嘱其多服。

第四节　肉　瘤

师承切要

师承切要者，师承张先生"肉瘤"论治之精要，以及自己领悟与运用张先生之学说及临床的心得体会。明白中医病名与西医病名名同而病不同之理，力求切中要点。张先生之《医学衷中参西录》中无"肉瘤"专篇论治，然其治痰饮方之"理痰汤"诸方论，治疮科方中之"消瘰丸""内托生肌散""理冲汤、丸"方论，"活络效灵丹"方论，药物编中之论生水蛭、三棱、莪术、乳香、没药等及医论医案等论中皆有论及，读者宜细读之，于无字句处读书。用张先生诸逐瘀汤可统治百病之论点，其所论曰："王清任之诸逐瘀汤统治百病虽有所偏，然不无道理"，贵在辨证施治，灵活运用耳。触类旁通，用于治疗"肉瘤"即西医学之脂肪瘤，即最常见的良性肿瘤。

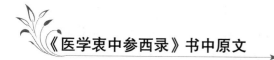

《医学衷中参西录》书中原文

理痰汤

治痰涎郁塞胸膈，满闷短气；或渍于肺中为喘促咳逆；停于心下为惊悸不寐；滞于胃口为胀满哕呃；溢于经络为肢体麻木或偏枯；留于关节、着于筋骨，为俯仰不利、牵引作疼；随逆气肝火上升，为眩晕不能坐立。

生芡实一两，清半夏四钱，黑芝麻三钱（炒捣），柏子仁二钱（炒捣），生杭芍二钱，陈皮二钱，茯苓片二钱。

世医治痰，习用宋《局方》二陈汤，谓为治痰之总剂。不知二陈汤能治痰之标，不能治痰之本。何者？痰之标在胃，痰之本原在于肾。肾主闭藏，以膀胱为腑者也。其闭藏之力，有时不固，必注其气于膀胱。膀胱膨胀，不能空虚若谷，即不能吸引胃中水饮，速于下行而为小便，此痰之所由来也。又肾之上为血海，奇经之冲脉也。其脉上隶阳明，下连少阴。为其下连少阴也，故肾中气化不摄，则冲气易于上干。为其上隶阳明也，冲气上干，胃气亦多上逆，不能息息下行以运化水饮，此又痰之所由来也。此方以半夏为君，以降冲胃之逆。即重用芡实，以收敛冲气，更以收敛肾气，而浓其闭藏之力。肾之气化治，膀胱与冲之气化，自无不治，痰之本原清矣。用芝麻、柏实者，润半夏之燥，兼能助芡实补肾也。用芍药、茯苓者，一滋阴以利小便，一淡渗以利小便也。用陈皮者，非借其化痰之力，实借其行气之力，佐半夏以降逆气，并以行芡实、芝麻、柏实之滞腻也。

临证要点

肉瘤相当于西医的脂肪瘤。临证见到有反复发作者，多者长有几个、几十个甚至上百个的，则需考虑为什么会长如此多的脂肪瘤了。其体内必然有偏差。此证由于腠理津液滞聚，湿痰凝结所致，则张先生之理痰汤、理饮汤为治疗大法，我认为诸病痰饮皆可致气血痰互结致病，需疏通气血、化痰散结为治。体内之瘀滞得除，气通血顺，则脂肪瘤何来？

释疑解难

《医学衷中参西录》书中验案

一人，年三十余。常觉胆怯，有时心口或少腹瞤动后，须臾觉有气起自下焦，上冲胸臆，郁而不伸，连作呃逆，脖项发热，即癫狂唱呼。其夹咽两旁内，突起若瘰疬，而不若瘰疬之硬。且精气不固，不寐而遗，上焦觉热，下焦觉凉。其脉左部平和，微嫌无力，右部直上直下（李士材《脉诀》云直上直下冲脉昭昭），仿佛有力，而按之非真有力。从前屡次医治皆无效。此肾虚，致冲气夹痰上冲，乱其心之神明也。投以此汤，减厚朴之半，加山萸肉（去净核）五钱，数剂诸病皆愈，唯觉短气。知系胸中大气下陷（理详升陷汤下），投以拙拟升陷汤，去升麻、柴胡，加桂枝尖二钱，两剂而愈。盖此证，从前原有逆气上干，升麻、柴胡能升大气，恐兼升逆气。桂枝则升大气，兼降逆气，故以之代升、柴也。

案例辨析：

《医学衷中参西录》书中此案病因为痰与气结，其夹咽两旁内，突起若瘰疬，而不若瘰疬之硬。若瘰疬之结块非痰气结聚之为何物？即可辨为冲气夹痰上冲致结之肉瘤，西医之脂肪瘤也。脂肪者，气血痰饮结聚者也！故用理痰汤降其上逆之冲气以化其痰饮，后用升陷汤重加桂枝理其升降之气故病愈。试问此验案非治痰饮之本乎？既能治痰饮之本，即可治肉瘤之本是也！瘤体较大者，宜手术切除，为治标，找出偏差，治其痰饮与气血瘀结为治本，手术后病因得除方可不再长瘤是也。

学生江植成：近诊一男，年29岁，全身除头和手掌没有长脂肪瘤，其他的地方多有。最大的有小鸡蛋那么大，小的有花生米那么大，而且有一直在长大的现象。曾去医院做过检查，说是多发性脂肪瘤，说只能切一个少一个，没有办法控制。患者询问有没有办法控制它继续生长，其说身上如要作手术切除，就会有一大堆刀口，另外有没有什么办法可以控制它继续增长。

李静：此证为疑、难、奇证也！怪病必有瘀！此证是体内有气血瘀滞阻塞气化功能所致。人的血脉似长江，一处不通一处伤。此病如果病灶少是局部气血不通，全身病灶多了当是多处经络瘀滞不通也。病之初未予重视治之，故现需找出病因，祛除病因。脂肪瘤多为痰饮与气血瘀滞导致经络瘀结，与气血津液失调有关。目前欲治之可用西医学之激光方法，对其大者，手术之。然后用衡通法辨证施治治其本方可。可用衡通汤合理痰汤，随证加减。疏通气血化其痰饮为要，然绝非短期可愈者也。

古之医者如张子和，曾用刺穴出血法立消一如拳头大般之瘤，可谓擅长针刺法，实亦为疏而导之之法之高手也！

第五节 脂 瘤

师承切要

师承切要者，师承张先生"脂瘤"论治之精要，以及自己领悟与运用张先生之学说及临床的心得体会，力求切中要点。张先生之《医学衷中参西录》中无"脂瘤"专篇论治，然其治痰饮方之"理饮汤""理痰汤"方论，治疮科方中之"消瘰丸""内托生肌散""理冲汤、丸"方论，"活络效灵丹"方论，药物编中之论生水蛭、全蝎、蜈蚣、三棱、莪术、乳香、没药等及医论医案等论中皆有论及，读者宜细读之，于无字句处读书。用张先生治痰饮与诸逐瘀汤可治百病之论述触类旁通，用于治疗"脂瘤"，即西医学之皮脂腺囊肿。

《医学衷中参西录》书中原文

理饮汤

治因心肺阳虚，致脾湿不升，胃郁不降，饮食不能运化精微，变为饮邪，停于胃口为满闷，溢于膈上为短气，渍满肺窍为喘促，滞腻咽喉为咳吐黏涎。甚或阴霾布满上焦，心肺之阳不能畅舒，转郁而作热。或阴气逼阳外出为身热，迫阳气上浮为耳聋。然必诊其脉，确乎弦迟细弱者，方能投以此汤。

于术四钱，干姜五钱，桂枝尖二钱，炙甘草二钱，茯苓片二钱，生杭芍二钱，橘红钱半，川厚朴钱半。

服数剂后，饮虽开通，而气分若不足者，酌加生黄芪数钱。

方中用桂枝、干姜，以助心肺之阳，而宣通之。白术、茯苓、甘草，以理脾胃之湿，而淡渗之（茯苓甘草同用最泻湿满）。用厚朴者，叶天士谓："厚朴多用则破气，少用则通阳"，欲借温通之性，使胃中阳通气降，运水谷速于下行也。用橘红者，助白术、茯苓、甘草以利痰饮也。至白芍，若取其苦平之性，可防热药之上僭（平者主降），若取其酸敛之性，可制虚火之浮游（《神农本草经》谓芍药苦平，后世谓芍药酸敛，其味实苦而微酸）。且药之热者，宜于脾胃，恐不宜于肝胆，又取其凉润之性，善滋肝胆之阴，即预防肝胆之热也。况其善利小便，小便利而痰饮自减乎。

理痰汤（方论略）

释疑解难

学生江植成：此脂瘤病中医外科学一般不需内治，然真的如老师所云，其病因既有，则为体内失衡而致，老师指出诸病痰饮皆可令气血痰结而致病成。是为中医整体出发，辨证论治之精髓也。然病家多认为不痛不痒，无需医治，老师认为此证当如何论治？

李静：此仍可从张先生论著中知之。《医学衷中参西录》书中验案：一妇人，年四十许。胸中常觉满闷发热，或旬日，或浃辰之间，必大喘一两日。医者用清火理气之药，初服稍效，久服转增剧。后愚诊视，脉沉细几不可见。病家问：系何病因？愚曰：此乃心肺阳虚，不能宣通脾胃，以致多生痰饮也。人之脾胃属土，若地舆然。心肺居临其上正当太阳部位（膈上属太阳，观《伤寒论》太阳篇自知），其阳气宣通，若日丽中天暖光下照。而胃中所纳水谷，实借其阳气宣通之力，以运化精微而生气血，传送渣滓而为二便。清升浊降，痰饮由何而生？唯心肺阳虚，不能如离照当空，脾胃即不能借其宣通之力，以运化传送，于是饮食停滞胃口，若大雨之后，阴雾连旬，遍地污淖，不能干渗，则痰饮生

第四章 瘤

157

矣。痰饮既生，日积月累，郁满上焦则作闷，溃满肺窍则作喘，阻遏心肺阳气，不能四布则作热。医者不识病源，犹用凉药清之，勿怪其久而增剧也。遂为制此汤，服之一剂，心中热去，数剂后转觉凉甚。遂去白芍，连服二十余剂，胸次豁然，喘不再发。

案例辨析：

此案例之病痰饮，虽非脂瘤病，然脂瘤病与此案病痰饮大喘病因则一也。病痰饮致喘者为痰饮积于肺脾，病脂瘤者为痰饮滞积于皮肤经络间所致。此病因同而病证不同也。病因在脏腑者可令人大喘，病因在皮肤经络者可令人长脂瘤是也！故痰饮致病为病因，痰饮致大喘与脂瘤现于体表为果。找出病因，祛除病因，则体内自然平衡，则脂瘤自不再生矣！只用手术摘除者，此祛彼生者为何？病因未除也！

第六节　骨　瘤

师承切要

师承切要者，师承张先生"骨瘤"相关病论治之精要，以及自己领悟与运用张先生之学说及临床的心得体会，力求切中要点。张先生之《医学衷中参西录》中无"骨瘤"专篇病名，然医方编之治女科方中之"理冲汤、丸""活络效灵丹"方论治瘰属阴属阳之加减论治，治阴虚劳热方中之"十全育真汤"，治肺痈方"犀黄丸"方论，服食松脂法论，疮科方中之"消瘰丸""消瘰膏""化腐生肌散""内托生肌散"，药物编中三棱、莪术、乳香、没药等及医论医案等论中皆有论及，读者宜细读之。于无字句处读书，触类旁通，特别是三七、鹿角胶等药的论述，用于治疗"骨瘤"，即西医学之骨良性肿瘤、恶性肿瘤。

释疑解难

《医学衷中参西录》书中验案

丙寅季春，表侄刘某，右腿环跳穴处，肿起一块，大如掌，按之微硬，皮色不变，继则渐觉肿处骨疼，日益加重。及愚诊视时，已阅三月矣。愚因思其处正当骨缝，其觉骨中作疼者，必其骨缝中有瘀血也。俾日用三七细末三钱，分作两次服下。至三日，骨已不疼。又服数日，其外皮色渐红而欲腐。又数日，疮顶自溃，流出脓水若干，遂改用生黄芪、天花粉各六钱，当归、甘草各三钱，乳香、没药各一钱。连服十余剂，其疮自内生肌排脓外出，结痂而愈。按此疮若不用三七托骨中之毒外出，其骨疼不已，疮毒内陷，或成附骨疽为不治之证。

今因用三七，不但能托骨中之毒外出，并能化疮中之毒使速溃脓（若早服三七并可不溃脓而自消），三七之治疮，何若斯之神效哉！因恍悟愚之右腮肿疼时，其肿疼原连于骨，若不服三七将毒托出，必成骨槽风证无疑也。由此知凡疮之毒在于骨者，皆可用三七托之外出也。

案例辨析：

2005年冬治一赵姓男，年49岁，来诊时主诉左膝关节疼痛数月，久服西药不愈。视其膝关节无红肿，自述数月来腿痛加重，舌淡中有裂纹，苔薄白腻，脉弦。询其腰痛否？曰痛但不重，疑其为风湿，主张其摄片、验血，患者说一直是按风湿病来治的，但屡次反复而已，不用摄片化验了，枉多花钱的。故辨证属风湿偏寒，以张先生之活络效灵丹之意与桂芍知母汤意组方治之。方用衡通止痛汤加桂附。

当归、川芎、桃仁、红花、赤芍、柴胡、川牛膝、枳壳、桔梗、生地、乳香、没药、三七粉（药汁送服下）各10克，炮山甲、皂角刺各12克，生白芍、炙甘草、山萸肉各30克，加桂枝、附子各10克。

服药六剂，痛减，续服六剂，痛止不再来诊。隔十余日又来诊，诉又疼痛，欲仍处以衡通止痛汤方与之服，因临近春节，其又不愿服中药，只想服用西药或注射消炎针剂，无奈任其用西药。春节后来述并不稍减，劝其去检查方同意，结果是做了核磁共振，诊断为腰椎肿瘤且为恶性。

李静：国民素质如此，病不到极致不愿检查，故国人每每查出肿瘤癌症均属晚期方恐慌畏惧，治之不易。从此证也可看出中医只凭中医的四诊，很难早期确诊其为肿瘤癌症，而患者固执不愿检查，只想见痛止痛，岂不可悲！

故前人有"医家十要"与"病家十要"

医家十要：①存心仁慈，以救人为天职；②精通医学，多参群书；③精通脉理，洞悉脏腑经络；④识病源病机，晓运气盛衰；⑤辨识药性药形，炮制适宜；⑥同道互相提携，莫相嫉妒仇视；⑦品行端方，自重自爱；⑧诊病一视同仁，勿重富轻贫；⑨勿重视资财，轻忽人命；⑩常备灵药，随时救人。

病家十要：①择名医；②肯服药；③宜早治；④绝色欲；⑤戒忿怒；⑥息妄念；⑦节饮食；⑧慎起居；⑨莫信邪说；⑩勿惜金钱。

学生江植成：此例赵姓患者确如老师所说，始以腿痛来诊，只求止痛，不愿检查确诊，服药怕药贵，检查怕花钱，痛缓解即不再服药。不久又痛，终致严重方愿去检查，结果查出为骨癌。故前人有医家十要、病家十要，然医家十要医者大多知之，而病家十要，病家大多不知也。

李静：肿瘤癌症，现代人畏之，均认为是不治之症。癌症的发生，是人体脏腑气血阴阳失调所致。所谓癌肿者，毒邪瘀结也。癌症是全身性的病变，肿物是局部的表现。中医临床辨证为十证：气、血、风、痰、湿、寒、热、虚、实、燥，即气滞毒结、血瘀毒结、风邪毒结、痰阻毒结、湿闭毒结、寒瘀毒结、热瘀毒结、虚极毒结、实瘀毒结、燥涸毒结。病久者多为气滞血瘀，或兼风，或兼虚，或兼痰湿，或兼寒热错杂，或兼阴虚内燥。而赵姓男之骨瘤证候为气血瘀滞，且兼夹有风、虚、燥也。故衡通止痛汤重用芍药、炙甘草、山萸肉为治其阴血不足、肝虚生风致燥，而其风、虚、燥致气血瘀滞且虚之因又有寒象，故此证实属风、寒、燥、气血两虚致气血瘀滞积聚成癌也。人是一个整体，治疗应从整体出发，治标与治本结合，攻补兼施。初病体不虚者，攻邪为主，扶正次之，邪去则正安。用多攻少补法，衰其大半而止，谓之治病留人。久病体虚者，补虚为主，攻邪次之，养正则积自除，用九补一攻法，谓之留人治病，先保命后治病是也。而此患者只想止其痛，惜金如命，病至极重时则又恐慌不已，其后果不言可知也。

　　癌症的治疗方面，中医在辨证施治的基础上，宜用综合疗法，中西结合，内外兼治，心理疗法与饮食调理法并用。中医辨证为实可多攻者，则用破瘀攻毒法兼顾整体之虚，西医配以辅助用药如胸腺肽类药，放化疗法只宜用于病初急症体未甚虚者，然也只可少用暂用之。须手术者可用手术，术后化疗则尽量少用，最好不用，而用中医辨证施治方可。中医辨证为虚不可攻者，则用九补一攻法，西医用免疫调节剂。我经验常用胸腺肽、维生素C类。西医的手术、放化疗法用之后，患者不能耐受者，中医亦不可一味地清热解毒、破瘀散结，应先用补益之剂，大补元气，待饮食增多，正气恢复时，方可用化瘀散结丸、散，以攻之散之然后则用衡通益气汤、理冲汤以通之补之益之，或攻补并用之。西药免疫调节制剂与大量维生素C辅助治疗之。癌症手术、放化疗后，中医辨证施治在抑制癌瘤扩散方面有明显的疗效。此为中医之长处，如此中西结合当为最佳之方法也！

　　经验认为，凡中医辨证为气滞毒结者，中药疗效最好。中医辨证为热瘀毒结者，用清热解毒化瘀散结法，鸦胆子胶囊用之有效，毒性少于西医化疗。而西医化疗法可少用或暂用之。我常用化瘀散结丸、散，方中主药鸦胆子，攻其有毒就不会中毒，用衡通汤、理冲汤破瘀散结就不会伤正。配合衡通益气汤或衡通理冲汤用人参、黄芪、山萸肉等顾护气血，是谓攻不伤正，补而不滞。凡中医认为风、寒、实、热毒结者西医化疗尚可少用或暂用之，不致伤人太过，其他如气、血、虚、燥之癌瘤，特别是中医辨证属阴虚偏热且有瘀滞之证，西医化疗则更会大伤元气，得不偿失，谓之伤敌一千，自损八百，同归于尽矣。临证每见癌症患者，阴竭阳衰，忽变为阴虚之极，忽变为阳衰之极时，多为气血阴阳衰败，救之不及也！

第五章　岩

第一节　舌　菌

　　师承切要者，师承张先生"舌菌"相关病论治之精要，以及自己领悟与运用张先生之学说及临床的心得体会。力求切中要点。张先生之《医学衷中参西录》中无"舌菌"专篇病名，然医方编之治疮科方中之"消瘰丸""化腐生肌散""内托生肌散"，治女科方中之"消乳汤""理冲汤、丸""活络效灵丹"方论治疮属阴属阳之加减论治，治阴虚劳热方中之"十全育真汤"，治肺痈方"犀黄丸"方论，医论伤寒方中之"少阴病苦酒汤证"，药物编中鸦胆子、乳香、没药等及医论医案等论中皆有论及，读者宜细读之，于无字句处读书，将衡通法论触类旁通，特别是应用"鸦胆子""犀黄丸"方论，用于治疗"舌菌"，即西医学之舌癌。

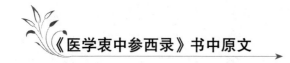

《医学衷中参西录》书中原文

鸦胆子解

鸦胆子：俗名鸭蛋子，即苦参所结之子。味极苦，性凉。为凉血解毒之要药，善治热性赤痢（赤痢间有凉者），二便因热下血，最能清血分之热及肠中之热，防腐生肌，诚有奇效。愚生平用此药治愈至险之赤痢不胜纪，用时去皮，每服二十五粒，极多至五十粒，白糖水送下。

李静讲记

心脾郁火治法：清心降火，解毒化郁。方药：导赤散加减。脾胃火毒治法：清泄火毒。方药：黄连解毒汤加减。阴虚火旺治法：滋阴降火。方药：知柏地黄汤加减。气血两虚治法：补气养血。方药：归脾汤加减。此数法是为常法，师张先生用药以胜病为准是为变通治法。而用鸦胆子解毒化瘀是为巧法。攻其毒则邪去正安，加补药佐之是为永立不败之地之法也！

临证要点

舌菌相当于西医的舌癌。毒偏重者攻之，邪去则正安。正虚者多补少攻之，养正则积自除是为要点。待其毒积甚重需手术者，则晚矣。何者？舌为心之苗，于舌上手术之，则犹如于心上动手术也！只用常法者，病重药轻也。必需手术者，毒极也！手术之，岂能将毒极一并祛除乎？故张先生论用药以胜病为准，不可拘于量之大小是为要点也！

案例辨析：

2000年治一朋友朱兴杰之婶母，医院诊为舌癌三月，疼痛而致饭食减少来求治。视其舌边有花生米粒大溃疡如菜花状，其体质尚可，朋友诉其家庭困难，住院放化疗治不起，询之有无偏方、单方治之。与其用鸦胆子胶囊，每服十粒，日六次，每日三餐饭前饭后服之。同时加服三七粉每日10克，服半月疼痛止，服一月溃疡面愈合而愈。又服半月至今未发。

鸦胆子苦寒，清热解毒，活血止痛。灭原虫，蚀腐肉，脱赘疣。治热毒下痢脓血、里急后重等。因其有毒，故外用为多。张锡纯先生曰："鸦胆子，为凉血解毒之要药。善治热性赤痢，二便因热下血，最能清血分之热及肠中热，防腐生肌，诚有捷效……治梅毒及花柳毒淋皆有效验。捣烂醋调敷疔毒，效验异常，洵良药也。"

现代药理研究，鸦胆子仁或水剂（油剂效果较差），能使瘤组织细胞发生退行性变性和坏死，作用于正常组织和瘤组织时，也有类似作用。经病理组织观察，本品有使瘤细胞变性、破碎、坏死的作用，对肿瘤免疫反应可见体液免疫反应明显增高，细胞免疫也有所增强，对人体正常代谢功能的骨髓有保护作用，能升高白细胞。

近代报道其制剂用治肿瘤，能除肠中积垢。我曾服之，每服后所解大便皆为黑色油状，所以知其确能排出肠中积垢。且又能降血脂、减肥，我曾间断服数月体重减了二十余斤。

按：古人将鸦胆子去皮，用益元散为衣，名曰菩提丹，治二便下血如神，赞其神灵之功也。其善清血热，而性非寒凉。善化瘀滞，而力非开破，有祛邪之能，兼有补正之功。前人有诗赞鸦胆子云："一粒苦参一粒金，天生瑞草起痾沉。从今觅得活人药，九转神丹何用寻。"

故在临床上，凡遇有毒热之证与肿瘤癌症，每思用鸦胆子治之，且与三七配伍用之，一解毒其性偏凉，一解毒则性平且可托毒外出。临证视其毒热重则鸦胆子重用之，其热不重则三七重之。唯其有毒，则方能攻毒。但若体虚之人，服时需从小量开始，贵在灵活运用也。

学生曾泽林：我的岳母口腔溃疡数年，近来舌疮屡发，此起彼伏。曾与服清热解毒类方药，如成药黄连上清丸、三黄片等，服之即效，续服则不效，不久又发，终不能愈。本思"诸痛痒疮，皆属于心"，舌疮当属火，屡用清热解毒不效，是否为病重药轻？还是药不对证？思之曾辨为阴虚偏火，服过六味地黄丸、知柏地黄丸，也曾辨为肾虚，用过金匮肾气丸加清火之药以引火归元，虽然均有小效，然终未能愈。近来舌疮复发，又增牙痛。读老师论述，思之是否应用鸦胆子、三七以解其毒，化其瘀，托毒外出，然心中没底，未敢用之，乃求诊于师，师令其来面诊。来诊老师视其舌，即述其为舌淡紫苔白润，舌尖边有溃疡，当即断为气血瘀滞之体，鸦胆子等清热解毒类不可服之，主服衡通汤、散。并讲三七、山甲通络化瘀为方中主药，血府逐瘀汤疏通气血，组方为衡通汤，可统治气血瘀滞所偏之百病，并谓此证非急症，缓病缓治之。主服衡通散疏通气血以治其气血瘀滞之本，而衡通散中三七之量又重之，为方中主药也。并嘱其服数日双黄连口服液以治其标。标症退后，只需服衡通散即可治本。遵师嘱服衡通散合双黄连一日即效，岳母述服后感觉胸中与头颈部舒畅，牙痛服一次即止，舌之溃疡次晨即敛。岳母惊其效速，赞中医真乃博大精深。每听老师讲述病久必有瘀滞，服用衡通汤、散为通而求衡之法，然服药一日即有如此速效实出意料之外也。通过此例明白疏通气血，体内偏差自可纠正。明白了老师常论整体出发、辨证论治之理。而找出偏差即是中医临诊之功，老师之验舌辨病即临诊数十年之功夫。明白了只用清热解毒可令其体内气血瘀滞，气血瘀滞则偏差瘀结愈重之理。明白了衡而通之瘀滞自散，瘀滞散则所偏自衡之理。明白了只读教科书确为知其常法，跟师临证得老师实例讲解，亲临其境为既可意会，又得言传之理，比自己摸索，对号入座理解、领悟，深刻得多，快捷得多矣！

李静：此即中医有是证用是法，有是证用是药，整体出发，辨证论治之精髓也。临证不可为病名所拘，见火治火为庸工，即头痛治头，脚痛治脚也。因火致瘀者，清其火其瘀自散。因瘀致火者，通其瘀其火自消。热则清之，寒则温之，实则泻之，虚则补之，而临证屡用常法不效时，当思为何不效？因此才有正治法、反治法、寒热攻补并用之兼备法。所以才有馄饨泻心汤，馄饨解毒汤。因往往需用衡通汤法，故名之曰衡通馄饨泻心汤、衡通馄饨解毒汤等。我常讲现代人不是按照教科书上的模式来得病的，往往由于服用抗生素、手术及环境各方面的因素而复杂化。西医辨病为炎症，中医辨证亦属偏热，或湿热并重，然而对症用药往往效果不佳者为何？寒热虚实并重且有气血瘀滞是也。

古人云：熟读王叔和，不如临证多。舌尖有红紫斑方为有火，舌紫即属有瘀滞，红紫方属偏有热。舌淡紫即非热属瘀且虚。紫即属瘀，舌淡紫为瘀之轻者，舌暗紫属瘀之重者。久病必有瘀即是此理。气滞则血滞，气滞重者舌中多有裂纹，裂纹愈深瘀滞愈重，不可只验其苔，要透过舌苔验舌质方可。然气滞属无形之结，疏其气，化其瘀，润其燥，瘀滞自散。若有暗紫之瘀斑为有形之瘀结，当用温通化瘀之药方能消散之，且需假以时日。验舌辨证以外，尚需验诸于脉方可。舌脉与证相符者用正治法往往可效，舌脉与证不符者往往难以取效。故又重在取舍。而用衡通法疏通气血，找出偏差，用对证之药一二味以攻病，佐以补益之药，是为立于不败之地之法。然还需注意纠偏之时需顾护其阴、阳方可，无数病例验证此论，此即中医不可像西医那样模式化、格式化之理也。

第二节　茧　唇

🫧 师承切要

师承切要者，师承张先生"茧唇"相关病论治之精要，以及自己领悟与运用张先生之学说及临床的心得体会，力求切中要点。张先生之《医学衷中参西录》中无"茧唇"专篇病名，然医方编之疮科方中之"消瘰丸""消瘰膏""化腐生肌散""内托生肌散"，治阴虚劳热方中之"十全育真汤"，治肺痈方"犀黄丸"方论，药物编中鸦胆子、乳香、没药等及医论医案等论中皆有论及，读者宜细读之，于无字句处读书，治妇科方中之"理冲汤、丸"方论，"活络效灵丹"方论治疮属阴属阳之加减论治，论中之癥瘕、积聚，即相当于现代之肿瘤癌症，悟出鸦胆子、"犀黄丸"与诸方论可治疮毒与癥瘕、积聚，触类旁通，故可用于治疗"茧唇"即西医学之唇癌。

《医学衷中参西录》书中原文

鸦胆子味甚苦，服时若嚼破，即不能下咽。若去皮时破者，亦不宜服。恐服后若下行不速，或作恶心呕吐。故方书用此药，恒以龙眼肉包之，一颗龙眼肉包七数，以七七之数为剂。然病重身强者，犹可多服，常以八八之粒为剂。然亦不必甚拘。

鸦胆子连皮捣细，醋调，敷疔毒甚效，立能止疼。其仁捣如泥，可以点痣。拙拟毒淋汤又尝重用之，以治花柳毒淋。其化瘀解毒之力如此，治痢所以有奇效也。

李静讲记

唇癌，临证少见。然其为火毒瘀积则明也！故心脾火炽与脾胃实热者可用衡通解毒汤法，相火上炎者可用衡通滋阴清燥汤法。散毒之药，当以鸦胆子为主药，用量需视其体质与毒之轻重而定。

临证要点

本病早期诊断是为要点，找出病因，早用攻毒之法，治其根本，如何能不用手术方为要点也！

中医外科学论曰：茧唇相当于西医的唇癌。其特点是：初起下唇为无痛性局限性硬结，或似乳头、蕈状突出，溃烂后翻花如杨梅。心脾火炽证，治宜清火解毒、养阴生津，方用清凉甘露饮加减；脾胃实热证，治宜通腑泄热、化痰解毒，方用凉膈散加减；相火上炎证，治宜滋阴降火，方用知柏地黄汤加减。本病应早期诊断，争取早期手术。

然此数法只为常法，于毒火瘀结尚嫌清散不足。似乳头、蕈状突出，溃烂后翻花如杨梅则更为病重药轻，药难胜病也！故张锡纯先生论治病用药以胜病为准之论则显得极为重要！用对证之药一二味攻病，再佐以补益之药来组方，即为找出偏差，用对证之药一二味攻病，即衡而通之之法也！本病应早期诊断，争取早期手术，早期手术能将病因一并切除吗？

如此论之，则非只茧唇之癌症也！诸病癌瘤皆用热则清之，实则泻之，重则手术之，是只能教人以常，不能教人以变；不能示人以巧也！如能将古今医家之成功验案示人，不成功之案也示人，当为最佳之教学方法也！将西医法手术之长处教人，而不将手术之弊端示人，不将其为何手术后应用化疗法仍然扩散、仍然复发之理教人。故曰只读教科书，别人能治的病，自己也不一定能治，别人治不好的病，则更无从论起矣！此所以张锡纯先生《医学衷中参西录》之可贵也！明此理者，方为善读医书者，方为善读《医学衷中参西录》者。劝君细读张先生书，于无字句处读书，即是说书中并非如现代中医教科书之每病皆可对号入座之论，故需触类旁通，若能领悟个中精髓者，方为现代中医之真正中医，而立足中医，结合西医之长，发挥中医之长，是为现代中医必然之路也！

第三节　失　荣

师承切要

师承切要者，师承张先生"失荣"相关病论治之精要，以及自己领悟与运用张先生之学说及临床的心得体会，力求切中要点。张先生之《医学衷中参西录》中无"失荣"专篇病名，然医方编之疮科方中之"消瘰丸""消瘰膏""化腐生肌散""内托生肌散"，治女科方中之"理冲汤、丸""活络效灵丹"方论治疮属阴属阳之加减论治，治阴虚劳热方中之"十全育真汤"，治肺痈方"犀黄丸"方论，药物编中鸦胆子、乳香、没药等及医论医案等论中皆有论及，读者宜细读之，于无字句处读书，特别是"犀黄丸"方论及衡通法论触类旁通之，用于治疗"失荣"即西医学之淋巴肉瘤、何杰金氏病及鼻咽癌、喉癌的颈淋巴结转移和腮腺癌等。

李静讲记

失荣为古代四大绝症之一，外科四大绝症，即"失荣、舌疳、乳岩、肾岩翻花"，皆相当于近时的恶性肿瘤。外科学论述可与张先生之论相对照，则明张先生之十全育真汤论之精要，触类旁通，可明中医外科学为对号入座。肝郁痰凝者，治法：舒肝解郁，化痰散结。方药：开郁散加减。正虚痰凝者，治法：益气养荣，疏肝散结。方药：和营散坚丸加减。气血两虚者，治法：补养气血。方药：香贝养荣汤加减。外治法：初起用阿魏化痞膏外贴，每周换一次；溃后用生肌玉红膏掺海浮散外敷。其他疗法：宜尽早选择放射治疗或手术治疗。

治病求本，当多问一个为什么。细读十全育真汤方论与诸多验案即明张先生所创之"资生汤""十全育真汤",实乃可治虚劳劳瘵与癌瘤诸证,亦即是兼备之方也。"资生汤"治劳瘵羸弱已甚,饮食减少,喘促咳嗽,身热脉虚数者。"十全育真汤"方中用黄芪以补气,而即用人参以培元气之根本。用知母以滋阴,而即用山药、元参以壮真阴之渊源。用三棱、莪术以消瘀血,丹参化瘀血之渣滓。龙骨、牡蛎取其收涩之性,能助黄芪以固元气;其凉润之性又能助知母以滋真阴;其开通之性,又能助三棱、莪术以消融瘀血。至于疗肺虚之咳逆,肾虚之喘促,山药最良。治多梦之纷纭,虚汗之淋漓,龙骨、牡蛎尤胜。此十味组方,能补助人身之真阴阳、真气血、真精神,故曰十全育真汤。

此所以读《医学衷中参西录》需明此理,张先生能明此理,方有"资生汤""十全育真汤""参麦汤"之论述。此三方看似平淡,然平淡中见奇功,方为医者之真功夫。张先生于那个年代能参照西医理论,认定劳瘵病即相当于西医之肺结核,而拟定此二方以治肺结核即劳瘵病之不能饮食者,而我辈医者于西医学之检测诊病辨病当更为有利也,既已断病,则可用中医来辨证。病已致饮食减少者,必不能耐受西药之抗癌类化疗药是为理甚明也。每观现代人病癌,体不甚虚者尚可用化疗药而暂无妨碍,脾胃虚者亦同样不能耐受之。服药不能耐受,则药何以能服下去,药服不下去,则其化疗药何以能治愈其病呢?且又有脾胃本不甚虚者,屡用西药化疗药久之则脾胃衰败,饮食减少,体质越来越差,病情则越来越重也。然如遇医者之名家高手,于治癌症用少量之化疗药物之外加以扶正之中药,使脾胃不至于伤,结合整体观念论治,则其病岂不愈之也速?

张先生精研《内经》《伤寒》《金匮》《本草经》诸书。创此主治虚劳之偏阴虚内热之方。且又有资生汤治劳瘵羸弱已甚,饮食减少,喘促咳嗽,身热脉虚数者,并治女子血枯之闭经;治虚劳发热喘嗽之醴泉饮;治劳瘵发热喘嗽自汗怔忡,小便不利,大便滑泻阴分亏损之一味薯蓣饮;治肺结核肺虚咳喘有痰之参麦汤、珠玉二宝粥、沃雪汤、水晶桃;治阴阳两虚欲脱之既济汤;治寒温外感势危欲脱之来复汤。先生论说劳瘵多兼瘀血,有因劳瘵而致瘀血者,有因瘀血而致劳瘵者。因劳瘵而致瘀血者,多因调养失宜,纵欲过度,气血亏损而瘀,其瘀则多在经络。因有跌伤碰伤，或力小任重，或素有吐血等出血证，服药失宜，以致先有瘀血而致劳瘵者，其瘀血多在脏腑。此二者皆可用十全育真汤治愈。又论脏腑瘀血之重者，可用理冲汤、丸，此数方参变汇通，随时制宜也。触类旁通者，张先生时代未能有癌之病名也，故我辈医者读张先生书，需明此理，方为善读前人医书者。

仲景治虚劳之阳虚虚劳、阴阳两虚虚劳、血痹虚劳诸方皆为完备，然古之医者均未说明能治癌症者，时代限制也！读仲景书，需明有是证用是方之理。不论其为良性肿瘤与癌症，用中医之整体观念出发，于西医学辨病之外，再用中医辨证然后论治，则仲景方既可治虚劳，即可治癌症。张先生之论既可治阴虚劳热之瘀血，即可治癌症之瘀血。

张先生论王清任《医林改错》之活血逐瘀诸汤，按上中下部位，分消瘀血，统治百病。瘀血去则诸病自愈。虽有所偏，然确有主见。而先生喜用三棱、莪术者，认为二药既善破血，且又有流通之力，以行补药之滞，可为佐使，而使补药之力愈大矣。认为二药与参、术、芪诸药并用，大能开胃进食，于虚劳病大为有益。读书至此，需明此论既可治虚劳，则可治癌症之理。

先生论虚劳病之阴虚劳热者，用诸方药热不退者，于方中重用黄芪、知母，莫不随手奏效。用黄芪温升补气，且知母又可济黄芪之热。黄芪能大补肺气，以益肾水之源。热甚可再加生地黄一两。强调临证务须细心斟酌，随时体验，使所处之方药与病机息息相符，而后方能百用而无一失也。气虚者参、芪重用之，气不甚虚且郁者，则少用参、芪。治脏腑一切癥瘕积聚，服数十剂，病去而气分不伤。若气分虚甚者，则用生鸡内金代三棱、莪术。使药性之补、破、寒、热与病机相符为要也。古人论治脏腑一切癥瘕积聚，即相当于现代良性肿瘤、恶性肿瘤是也！

我从张先生此论中悟出，人是一个整体，从整体出发论治方为治本之要。而我辈读用先生书，如用"十全育真汤"时需认识到先生此方用治脏腑一切癥瘕积聚即为治肿瘤癌症之理。认识到此方治虚劳先治脾胃之理即为治肿瘤癌症之理。认识到无论何病，服药后饮食渐增则病易治，饮食渐少则难治之理。认识到此方补益之参、芪多于理气药之理。

认识到此方治虚劳与癌瘤能补助人身真阴阳、真气血、真精神之理。认识到用此方治瘀在脏腑之重者需加用活血化瘀药如当归、水蛭之理。认识到临证需随寒热虚实用药且能参变汇通，使之与病机息息相符之理，认识到此方治虚劳与癌瘤诸病之法是"兼备"之法。我辈中医如能于张先生衷中参西之论中，悟出中西医结合之理岂不更妙！即其体不虚者加用"资生汤""参麦汤""十全育真汤"之类方药以扶正治其脾胃，可攻之病即用西药化疗药，其病岂不愈之也速。如脾胃虚之病则视其病之虚弱轻重程度，虚甚者先治其脾胃，待其脾胃健则加用抗癌之类药，脾胃虚不甚者则可用小量之抗癌类药，与中医中药之治脾胃之方药息息相符合，则当愈之也速。脾胃虚西药抗癌类药不能耐受者，也不可读张师之"资生汤""参麦汤""十全育真汤"照搬来治诸癌瘤病，当临证时西医辨病，中医辨病又再辨证施治，随证变通用方用药，此即为衡通法论，找出偏差，纠而正之之法也！方为明张先生衷中参西之意，是为善读内经者，是为善读《医学衷中参西录》者，张先生当亦欣慰也。

临证要点

　　失荣，本属古之外科四大绝症之一，故早期确诊、早期手术不失为一大进步。然早期手术前后，如何运用辨证论治法，既治其标，又治其本是为要点。

案例辨析：

　　香港陈姓男，年46岁，2001年12月来诊，鼻咽癌术后放疗数个疗程，说话声音嘶哑，食少纳呆，面色晦暗，周身无力。视其舌暗紫淡、苔白滑腻，脉弦硬而迟。辨证属于气血瘀滞夹风湿痰结为患。治以衡通温通汤：

　　当归、川芎、桃仁、红花、赤芍、柴胡、川牛膝、枳壳、桔梗、炙甘草、生地黄、炮山甲、三七粉（药汁送服下）、桂枝、黑附片各10克，生姜12克，皂角刺12克，水煎服，每日一剂，服至月余，诸症均减，仍用上方加减，嘱其久服。

李静：此证属失荣，西医称为鼻咽癌，术后放疗法当属常法。然其放疗只是针对局部，于整体即全身之气血运化功能则非其治。故用中医辨证施治是为中西结合之最佳方法。其病之始，因风湿痰热致积结甚坚故癌症成，然术后放疗则呈气血瘀滞夹风湿痰瘀结之征。有是证用是法，有是证用是方。则此证既辨为风湿痰瘀结，即用疏通气血之衡通汤，用温通之药者，是血得温则行，痰湿得温则化之意也。

第四节　乳　岩

师承切要

师承切要者，师承张先生"乳岩"相关病论治之精要，以及自己领悟与运用张先生之学说及临床的心得体会，力求切中要点。张先生之《医学衷中参西录》中无"乳岩"专篇病名，然医方编之治女科方中之"消乳汤"方论、"理冲汤、丸""活络效灵丹"方论治痃属阴属阳之加减论治，治阴虚劳热方中之"十全育真汤"，治肺痈方"犀黄丸"方论，治痃科方中之"消瘰丸""消瘰膏""化腐生肌散""内托生肌散"，药物编中鸦胆子、三棱、莪术、乳香、没药等及医论医案等论中皆有论及。读者宜细读之，于无字句处读书，触类旁通，特别是将"犀黄丸""理冲汤、丸""活络效灵丹"方论，将衡通法论用于治疗"乳岩"，即西医学之乳腺癌。

李静讲记

乳腺癌又称乳癌，中医称为乳岩，为女性最常见之恶性肿瘤之一，又属外科四大绝症之一。初起宜消宜散，久则难收难敛。本病多因长期情志抑郁，肝气郁结所致。初病舒肝解郁，理气散结，常用逍遥散、柴胡疏肝散、栝蒌散，重则血府逐瘀汤，体未虚加小金丹、醒消丸、犀黄丸收功。然体虚者往往效不佳，且易复发。随着病情进一步发展，气郁化火，热毒蕴结，乳癌局部溃破，翻花溃烂，邪盛正虚之时，不可攻邪，攻之愈虚，应以扶正为主，消补并用。化岩汤用于气血俱虚邪实类患者，需先补其虚，然后攻邪较为适宜。其补气补血、"养正则积自除"之法可取。临床师其法而不泥其方，辨证论治，随症相宜。或先补后攻，或先攻后补，或攻补兼施。阴虚者补其阴，湿热毒结甚者重清热解毒之品，瘀血坚甚加化瘀散结之品，配以精神疗法，必能取得较好疗效。故此方适用于气血俱虚偏于阳虚者，多年来运用于临床颇为应手，但不必限于数剂即愈之说，实践证明，服药时间越长病情越稳定，反之则易复发，阴虚内燥则非所宜。

释疑解难

学生李洪波：我的外侄女，乳腺癌术后询问老师如何进一步治疗，老师主用衡通理冲散，并主服用一年，现已服至一年有余，体质状况稳定，衡通理冲散仍在服用，如此论之，老师之衡通法论真的如张先生所说可统治百病也。

李静：衡通法、衡通汤、衡通散、理冲汤、理冲散、衡通理冲汤、散者，通而令其衡之法也。乳腺癌者，毒积结之甚也！早期诊断手术切除之，是医学之进步也！术后用中医辨证论治纠正体内偏差即令其恢复平衡是也！疏通气血则气通血顺，气通血顺则积结自散，此即中医整体观念之精髓也！主服一年者，病非短期所致积聚之成癌也，故需论持久战方可也。

癌症论治首先应辨各种癌症的脏腑病位；辨病邪的性质，分清痰结、湿聚、气阻、血瘀、热毒的不同，以及有否兼夹；辨标本虚实，分清虚实标本的主次；辨病程的阶段，明确患者处于早、中、晚期的不同，以选择适当的治法和估计预后。

治疗原则为扶正祛邪，攻补兼施。要结合病史、病程、四诊合参及实验室检查等临床资料，综合分析，辨证施治，做到"治实当顾虚，补

第五章 岩

175

虚勿忘实"。扶正需根据正虚侧重的不同，结合补气、补血、补阴、补阳。祛邪为理气、除湿、化痰散结、活血化瘀、清热解毒。初期邪盛正虚不明显，当先攻之；中期宜攻补兼施；晚期正气大伤，不耐攻伐，当以补为主，扶正培本以抗邪气。

众所周知，放化疗是人与癌细胞同归于尽。然而西医只能如此，所以说西医是治病的，只是针对病来的。用放化疗法治癌细胞，不管你的正常细胞受得了受不了，也管不了。控制只是暂时的，是饮鸩止渴也！因为放化疗既不能增强抵抗力，又不能治好病因，即为何产生此病，故只能导致全身气血功能的衰退。尤其气虚是无法检测出来的。然气行则血行，气虚则血无力运行，气滞、气结则可导致气血瘀滞，气血瘀滞则毒结愈甚是也。故应早用中医辨证施治。病重体差者，如果再用化疗药是为雪上加霜也。中医讲治病留人与留人治病。正虚邪盛必不可攻，当先留人后治病，即是说急需用大补气血之中药，结合西医之营养类，先保命后论治病。应当先试图与癌和平共处，等体质稍好，再论之是也。只依赖西医放疗化疗是在打消耗战，一旦体内能源耗竭，则回天无力矣！中医在改善体质方面，在控制癌细胞扩散方面，有着众所周知的功效。然中西理念不同，西医只管"科学地"用放化疗法，"科学地"、机械地去治癌细胞，不去研究如何能于患者有利，常有患者是家财耗尽，人财两空。此与国人的素质不无关系。即便明知病已不可为，还要用大量的放化疗，是治病？还是治人？人是一个整体，不是一架机器，零件坏了，有的可以扔掉，有的可以更换，有的则是更换不了的。我如此感慨，是看此类患者痛心也。诚然，中医也不是万能的，不是治一个好一个的，所以古已有外科四大绝症，乳癌即是一绝也。我只是想唤醒国民意识罢了。多明白一点医理、病理、生理常识为要！何病该用西医？何病该用中医？何时该用中西医结合？何为中西医结合？病体不虚者，用西医放化疗感觉不到，病体虚者，用之即能立即改变人的命运的！只有体质好些，癌细胞才会被抑制，是为养正则积自除，反之，则体质越差癌细胞扩散越快也！

第五节 肾 岩

　　师承切要者，师承张先生"肾岩"相关病论治之精要，以及自己领悟与运用张先生之学说及临床的心得体会，力求切中要点。张先生之《医学衷中参西录》中无"肾岩"专篇病名，然医方编之疮科方中之"消瘰丸""消瘰膏""化腐生肌散""内托生肌散"，治女科方中之"理冲汤、丸""活络效灵丹"方论治疮属阴属阳之加减论治，治阴虚劳热方中之"十全育真汤"，治肺痈方"犀黄丸"方论，服食松脂法论，药物编中鸦胆子、三棱、莪术、乳香、没药等及医论医案等论中皆有论及。读者宜细读之，于无字句处读书，特别是"活络效灵丹"方论、"犀黄丸"方论触类旁通之，用于治疗"肾岩"即西医学之阴茎癌。

《医学衷中参西录》书中原文

内托生肌散

治瘰疬疮疡破后，气血亏损不能化脓生肌。或其疮数年不愈，外边疮口甚小，里边溃烂甚大，且有串至他处不能敷药者。

生黄芪四两，甘草二两，生明乳香一两半，生明没药一两半，生杭芍二两，天花粉三两，丹参一两半。

上七味共为细末，开水送服三钱，日三次。若将散剂变作汤剂，须先将花粉改用四两八钱，一剂分作八次煎服，较散剂生肌尤速。

李静讲记

肾岩为古代中医外科四大绝症之一，然临证数次见此病早期手术切除者，故本病早期确诊极为重要。然作为男性来讲，手术后的痛苦是不言而喻的。故病初辨病辨证施治甚为重要，用中医辨证论治，找出偏差，用攻病之药一二味，佐以补益之药，攻病之药以胜病为准，则张先生之论需切记为要。每遇重证难病，当存此念于胸中，有是病用是法，有是证用是方，有是证用是药是也。

故中西结合，辨病加辨证为现代中医必然之路。不然，没有科学检测辨病过程，则患者不会信服，不信服则不会重视，不重视则会延误病情，及至回天无力之时，悔之晚矣！

临证要点

肾岩相当于西医的阴茎癌。师承张先生活络效灵丹方论，疏通气血经络，化瘀散结解毒法为要点。

释疑解难

《医学衷中参西录》书中验案

奉天高等师范学校书记张纪三，因瘟病服药错误，少腹肿痛，后破孔五个，小便时五孔中皆出尿。西人谓须得割剖缝补，大施手术。然用手术时，须先自立自愿书，是不敢保其必无闪失也。因此未敢遽治。迟延数日，肾囊亦肿而溃烂，睾丸透露，遂来院中求为诊治。因晓之曰："此疮溃烂深而旁达，无由敷药。而下焦为元气所存，又不可轻施割剖。然亦无需割剖也，唯多服补助气血之药，而稍佐以化瘀解毒之品，俾气血壮旺，自能自内生肌，排脓外出，至所破之孔皆愈，小便自归正路也。"为疏方生黄芪、天花粉各一两，金银花、乳香、没药、甘草各三钱。煎汤连服二十余剂，溃烂之孔皆自内生肌，排脓外出，结痂痊愈。此证始终未尝敷药，而生肌若斯之速者，全赖黄芪补气之力也。西人为无治贫气之药，是以对此等证而不得不为之割剖缝补，以轻试其行险之手术也。

案例辨析：

学生李洪波： 读张先生书往往有与现代教科书不相对应之感觉，常跟老师临证，明白了治肿瘤癌症时，不能只看见癌，癌只是局部表现，而要从整体出发，是先攻后补，还是先补后攻，攻补兼施，还是多补少攻，少补多攻。完全是根据病情的需要，而不能先存定念，何方为抗何癌特效方，何药为特效药。而是有是病用是法，有是证用是方方可。老师的衡通法，找出偏差，纠正偏差，不治癌实为治癌。方为中医之精髓也。然现代人之病，每多与西医治疗有关，如何运用中西结合，还请老师讲述之，以广学生见闻。

李静： 现代人相信大医院是对的，大医院毕竟有着良好的设备，便于确诊与手术治疗。中医中药配合西医手术、化疗、放疗治疗癌症，有提高疗效或减毒增效的作用。①癌症患者手术后，常出现一些全身症状，如发热、盗汗或自汗、纳差、神疲乏力等。中药可补气生血，使免疫功能尽快恢复，同时又有直接的抗癌作用。因此，加用中药可尽快恢复体质，预防和控制由手术所致的对癌细胞的刺激增殖作用。常以健脾益气、滋阴养血为治法，代表方如参苓白术散、八珍汤、十全大补汤、六味地黄丸等。而张先生之十全育真汤、来复汤、既济汤方论可为代表方。我主用衡通法即寓此数法于其中矣。②癌症放化疗的患者，常出现消化障碍、骨髓抑制、机体衰弱及炎症反应等。中医辨证分型以阴虚毒热、气血损伤、脾胃虚弱、肝肾亏虚等为常见，常用治法为清热解毒、生津润燥、补益气血、健脾和胃、滋补肝肾。代表方如黄连解毒汤、沙参麦冬汤、圣愈汤、香砂六君子汤、左归丸、右归丸等。张锡纯先生之活络效灵丹、清凉华盖饮、理冲汤、理冲丸可为代表方。我常用衡通理冲汤、衡通益气汤、温通汤、回阳汤、衡通散结汤、衡通止痛汤、滋阴清燥汤，找出偏差，纠正其偏差是也。

衡通理冲汤

人参 10 克，黄芪 10 克，生鸡内金 10 克，三棱 10 克，莪术 10 克，知母 12 克，天花粉 12 克，白术 10 克，炮山甲 10 克，三七粉 10 克（药汁送服下），山萸肉 18 克，炙甘草 10 克。

此方为张先生之理冲汤加炮山甲、山萸肉，党参易为人参而成。原方用野台参，即野生党参，山西五台山之党参也。然现代之党参皆为栽培种植而成，是以其力则小矣，故用人参代之。加炮山甲以增通散之功，三七以求化瘀之效，山萸肉补益气血。热加黄芩、黄连，寒加桂枝、附子，湿加滑石、土茯苓，阴虚加沙参、枸杞、桑葚、天冬、麦冬。衡通汤适用于治头身、四肢、外科、皮肤科、五官科、男科、妇科之脏腑经络气血瘀滞肿瘤癌症之偏于经络者，衡通理冲汤治肿瘤癌症气滞血瘀偏于脏腑者，然此皆为衡通法是也。我曾用此方治一四川南充聂姓男之岳父贲门癌，加用鸦胆子胶囊与西药胸腺肽、维生素 C 注射液，治疗四月病情得以稳定，现已两年多，能吃饭能做农活，仍在服此衡通理冲汤，五日一剂。此即以中为主，衷中参西的典型案例。

理冲散

生鸡内金 10 克，炮山甲 6 克，三七 6 克，研粉，每服 6～10 克，日服 2～3 次。

读张先生理冲汤、丸论，读先生之鸡内金解，先生于水蛭生用是为发前人所未发。生鸡内金之运用更是平淡之药治大病的极高境界。读《医学衷中参西录》则可明白张先生擅长用平淡之方、平淡之药治病之理，实则即是先生所论，明白人的生理、病理即可明白治病之理。然先生所处年代，西医尚未普及，中药也还地道，而现代由于环境与西药的大量运用，人体的结构与用药反应已大不相同，一是中药的质量不如以前地道，二是人的耐药性，以及屡服西药，导致体内气血瘀滞。此中道理虽然为我个人的看法，然事实俱在。众所周知血得温则行、得寒则凝之理。张先生也曾论及人之病热者多，寒者不过百中之二三。故西医之大量应用抗生素，中成药则为非处方用药，患者可以自购服用，然不论是抗生素，还是中成药之消炎、清热解毒类药，其性均偏凉是为事实。广东人天天服凉茶，还是有热气何也？我的看法是凉茶是其凉性偏多，与抗生素相差无几，所缺的就是一个"通"字。我们知道，金元四大家之刘河间为主火派，其用药偏凉，然而其用药尚知凉而不致留中，每用流通之品佐之，故其论能流传于后世。而今之医者，用抗生素如同吃饭喝水一样，动辄清热消炎，服中药或凉茶下火，牛黄解毒片、黄连上清丸如同家常便饭。久之体内气血必然瘀滞，而且多为火瘀积滞，此从每诊患者，辨证多为气血瘀滞偏火瘀结者可知。故我每注意患者之舌，于舌诊每诊必验，既验舌苔，又验舌质。几乎舌尖有红紫斑点者在半数以上，区别在于舌尖红紫斑之多少而已。红斑者为瘀热之暂，紫斑为瘀热日久。暗紫瘀斑则为瘀血矣！

故我遵先生之意，随寒热虚实加减运用之。取先生理冲汤、丸之意，用生鸡内金、炮山甲、三七，组方名为理冲散，加葶苈子即名为理阴散，用于偏阴虚郁热之证。从理冲汤、丸用治男女虚劳、脏腑癥瘕、积聚、气郁、脾弱、满闷、痞胀不能饮食中悟出脏腑癥瘕、积聚，即现代之癌瘤。此皆得益于先生书、先生之论、先生之方也。此论可为我辈治病用方之规范。用方如用将，用药如用兵。先辨病为何病，西医认为是何病，中医辨病辨证为何病何证？西医是何理论？用何法？何方何药？结果当如何？中医当用何法何方何药？何时当有效？结果当如何？不效时又当如何？故临证时西医辨病，中医辨病又再辨证施治，随证变通用方用药，方为明张师衷中参西之意，是为善读医书者，是为善读《医学衷中参西录》者。

理阴散

生鸡内金 20 克，葶苈子 10 克，穿山甲 6 克，三七 6 克。研粉，每服 10 克，日 2～3 次。

衡通理冲散

当归、川芎、桃仁、红花、赤芍、柴胡、川牛膝、枳壳、桔梗、甘草各 10 克，炮山甲、三七粉各 20 克，生鸡内金 40 克。每服 10 克，每日 2 次，重证日服 3 次。

衡通理阴散

当归、川芎、桃仁、红花、赤芍、柴胡、川牛膝、枳壳、桔梗、甘草各 10 克，炮山甲、三七粉各 20 克，生鸡内金 40 克，葶苈子 20 克。每服 10 克，每日 2 次，重证日服 3 次。热重者加羚羊角 10 克。

用衡通汤、散者，其病气血瘀滞也。衡通散其性于不凉不热之间稍有温通之用。理冲散则稍偏凉也。理阴散则用于偏阴虚热郁重者。衡通散用于脏腑经络之诸气血瘀滞者。偏湿热者，每合用五味黄连解毒汤或散。而理冲散适用于脏腑气血瘀滞之阴虚者。理阴散为偏阴虚郁热之方。然理阴散之阴虚偏热与黄连五味解毒汤之实热不同，其所治之热为阴虚致瘀滞之热，非黄连五味解毒之实热瘀滞是也。衡通理冲散是集衡通散、理冲散于一方，则又用于气血瘀滞偏阴虚而气滞需通散者。衡通理阴散是治气血瘀滞阴虚郁热者。如是说则衡通散疏通气血是气血俱可通散之，而理冲散是为血瘀气滞之阴虚血瘀之偏者。故临证辨证要点是辨舌验苔。衡通散之舌以淡紫或淡暗紫苔薄或薄白或白润滑为指征。若苔白腻厚或黄腻而燥，或舌尖有红紫斑则为湿热瘀积，则可与黄连五味散合用之，疏散湿热之量小与疏通气血药之中则不致苦寒伤胃与苦寒留中，服后舌之红斑消、苔腻减则黄连五味散量可小或停用之。于其舌质之红紫斑点与苔之厚薄可以决病之进退来决定清热解毒药之多少，即用药与病机相符为要点。用汤、散均需如此方可。而理冲散之验舌为舌红或淡紫、苔薄或薄白，辨证属于气血阴虚致瘀者，方用生鸡内金为主药，化瘀而不伤阴，舌质偏红紫苔薄者为阴虚有瘀热，此阴虚之瘀热非清热解毒之黄连解毒所能祛之者，故用理阴散治之。生鸡内金、炮山甲、三七于化瘀通瘀之中，有葶苈之清热亦不致伤阴，葶苈子性凉但有油性故可润燥清热是也。诸药之性均非温，故可清热化瘀。然其于气之上下通调则无衡通散中之柴胡、枳壳之理气，桔梗之升提，川牛膝之下引之力。是以临证辨证属气阴两虚且有气血瘀滞者，又屡用衡通散与理冲散治之。辨证属气阴两虚偏有郁热者，则用衡通散与理阴散治之。郁热重者可加羚羊角。或各半用之，或衡通散合理冲散，或合理阴散。或衡通散用二份，理阴散或理冲散用一份。或理阴散或理冲散用二份，衡通散用一份，视病情需要而定也。

衡通散用于偏气血瘀滞者，理冲散用于偏阴虚者，理阴散则用于阴虚郁热者，且又有散结化瘀之功，因阴虚致燥而结则成，治瘀首辨其因，因瘀致虚，还是因虚致瘀。因气滞致血瘀，还是因血瘀致气滞。因阴虚致瘀者多为瘀热在于血分，故理冲散主之。因阳虚致瘀者在气分者多，故衡通散主之。舌淡紫即为阳虚是本，舌苔腻则为湿热是标。舌尖红斑轻者为瘀热也暂，舌尖红紫斑重者为瘀热也久。故用黄连五味解毒汤的要点是凡可攻散者即是偏实，用衡通散，黄连五味解毒汤可重之。凡虚不可攻者属阴虚瘀热，用理冲散、理阴散。而黄连五味解毒汤量亦需小之。舌尖无红紫斑点者则不可用之，只用理冲散原方即可。现代人之患慢病、久病，常服汤剂颇为不便，故中药之剂型急需改进之。然制成制剂则又成死方，怎能灵活运用，随证加减呢？中医传统之丸、散、膏、丹为现代之所谓中医药现代化、格式化、模式化所冲击，传统之中医临证随证处方配伍被视为不规范，而且许多经典的成药已退出市场，虽有新的产品上市，但又因商标与说明主治用途上的说法局限而受限。此从"血府逐瘀口服液"即可看出，说明书上写治心脏病的，患者认为自己不是心脏病，服之心中也有疑虑，效从何来？湿毒清胶囊亦是如此，顾名思义当为治湿热之毒，然说明书上写治皮肤病，于是用治内科病又不可。季德胜蛇药片、六神丸亦然，每用于治乙肝患者，需费许多唇舌，患者方才敢服用。故每不得已，于慢病久病之证，每用处方药配制成散剂，或让病家自制，以图对证之效。呜呼！难！现代中医难！然中医之传统不能丢，中医之精髓不能弃也。

衡通散毒汤

炮山甲 12 克，皂角刺 12 克，三七粉 10 克（药汁送服下），瓜蒌皮 12 克，瓜蒌仁（打碎）18 克，天花粉 18 克，羚羊角 6 克，金银花 30 克，白茅根 30 克，蒲公英 30 克。鸦胆子仁 50 粒，装入空心胶囊内，分两次吞服。

此方师张先生之论，用先生擅用之药组方，治肿瘤癌症、鼻窦炎、眼病红肿疼痛、咽喉疼痛、扁桃体炎、乳痈、肺痈、肝痈、肝炎、胆囊炎、妇科盆腔炎、附件炎、前列腺炎、睾丸炎、外科痔疮、无名肿毒及皮肤科粉刺痤疮等毒热需清散诸证。

衡通扫毒汤

当归、川芎、桃仁、红花、赤芍、柴胡、川牛膝、枳壳、桔梗、炙甘草、生地黄、三七粉（药汁送服下）各10克，炮山甲、皂角刺各12克，生大黄10克，天花粉18克。

此方名为衡通扫毒汤，治诸癌病疮痈体未虚者。而扫毒之药如炮山甲、皂角刺、生大黄、天花粉未用如张先生之大剂量者，一则是应用抗生素之故，再则是多已形成慢性瘀毒。体未虚者，疏通气血，扫毒外出，愈之也速，量亦可随体质加重。体若虚者，量可少之，或径用托毒之法可也。衡通扫毒汤所治者为外科疮痈、无名肿毒、寒温瘀积之湿热毒结诸证。扫毒者，扫有形之毒结聚，无形之邪气积聚也。

衡通托毒汤

当归、川芎、桃仁、红花、赤芍、柴胡、川牛膝、枳壳、桔梗、炙甘草、生地黄、三七粉（药汁送服下）各10克，黄芪18克，知母、炮山甲、皂角刺各12克，天花粉18克，大蜈蚣3条。

治肿瘤癌症、内外疮疡诸瘀毒需托之外出者。此方从张锡纯先生治疮科方之内托生肌散而来。方用衡通汤疏通气血，用黄芪、知母、炮山甲、皂角刺、天花粉、大蜈蚣以托毒外出。外科疮疡有阴阳、半阴半阳之分。阳疮者，真人活命饮、五味消毒汤、四妙勇安汤治之可也；阴疮者，阳和汤可也，半阴半阳者需托毒外出，或因气血两虚则十全大补汤加托毒外出之药可也。气血瘀滞毒不得外出者，此方可也。此方且能托瘀滞之毒、风热之毒、风燥之毒、风湿之毒、风寒之毒外出。以气血得通毒易外出是也。方中三七、蜈蚣为托毒外出之主药。天花粉可治湿热之毒，皂角刺、黄芪治风寒风燥之毒，体虚极则人参可加入，寒则桂、附可加入。